東大教授が本気で教える

「股関節の痛み」解消法

監修 田中 栄 東京大学大学院教授 緒方 徹 東京大学大学院教授 田中健之 東京大学大学院特任講師

中央公論新社

はじめに

ほかの哺乳類には見られない人間（ホモ・サピエンス）の特徴として、二足歩行をすることが挙げられます。二足歩行を行うことで両手が自由に使えるようになり、それによって人間の進化が誘導されたのではないかとの仮説も提唱されています。

股関節は、脚のつけ根にある大きな関節で、人間の二足歩行において重要な役割を担っています。そのような意味で、股関節は人間という種を特徴づける関節ということができるかもしれません。したがって、変形性股関節症や関節リウマチなどの病気で股関節に障害が生じると、痛みを感じたり、動く範囲が狭くなったりするために、歩行や運動に支障をきたすなど、日常生活が大きく損なわれます。安静や薬剤などの保存的治療で改善が見られない場合には、手術を行うこともあります。

現在、日本は長寿社会であり、平均で80年以上生きることになります。それとともに股関節になんらかの問題が起きるリスクも高くなっています。例えば高齢者にしばしば生じる大腿骨《だいたいこつ》近位部《きんいぶ》骨折の場合には、手術をしないと寝たきりになる可能性が高く、場合によっては死にいたることもあります。このように股関節の健康は人間が健康な生活を送るうえでとても重要であるといえます。

本書では、「いつまでも痛みなく動かせる股関節が、健康な生活を支える」という考えに基づき、股関節の基本的な知識、病気や障害との関わり、機能改善の対策、治療法などを網羅的に解説しています。我々医師が推奨する、正しい知識を得ることで、皆さんの股関節が少しでも長く、健康な状態を保てるよう、お役に立つことができれば幸いに思います。

東京大学 大学院医学系研究科外科学専攻 感覚運動機能医学講座整形外科学 教授
田中 栄

姿勢も動作も健康な生活を支えるのは「股関節」の働き！

股関節は、骨盤（寛骨《かんこつ》）と太ももの骨（大腿骨《だいたいこつ》）をつなぐ重要な関節です。立って歩くという動作は、健康な人生の基本となる大切な要素ですが、**人間の二足歩行を支えているのが股関節**です。

人生１００年ともいわれる現代の高齢社会において、**いつまでも元気に歩けることは、多くの人にとって切実な願い**でもあります。実際、股関節の問題で寝たきりになり、それをきっかけに亡くなってしまう方も少なくありません。もはや股関節を健康に保つことが、健康寿命につながっているともいえるでしょう。

現在、変形性股関節症をはじめとする股関節の悩みを抱える人は、全

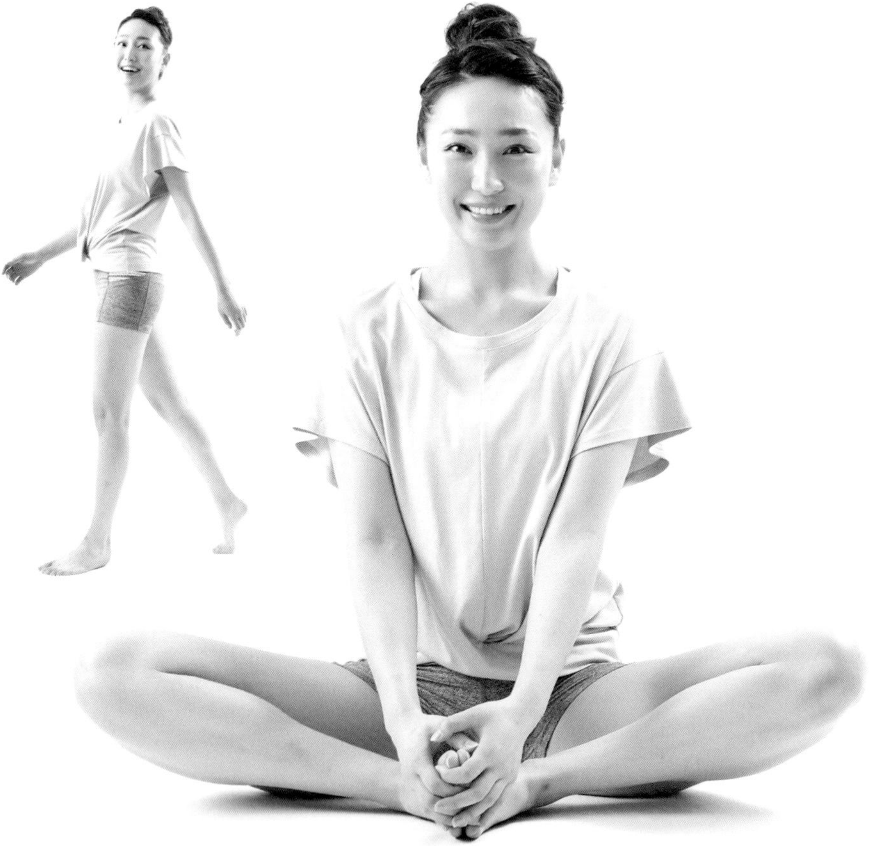

国で100万人超ともいわれていますが、その**ほとんどが女性**です。痛みを感じたり、※拘縮《こうしゅく》によって動かしづらくなったり、股関節の悩みのせいで、**日常生活に不便を感じている**方がたくさんいます。

　しかも股関節の症状は、基本的に長い時間をかけて少しずつ悪くなっていくもの。「なんかおかしいな〜」くらいの症状が多数派です。40〜50代で違和感がありながら、病院に行かない方も多いと思います。しかし、股関節は、私たちの健康を支える重要な関節です。いつまでも元気に歩くためには、**正しい知識をもって、症状が軽いうちから養生しておく**に越したことはありません。

※拘縮：関節が硬くなり、正常な関節の動きが制限された状態。

カラダの痛みは「股関節」に通ずる！

股関節は、体幹（胴体）と下半身をつないでおり、人間の姿勢や動きを支えている関節です。特に**背骨（脊柱《せきちゅう》）や太ももの骨（大腿骨）とは連動して影響し合う関係**にあります。そのため、**股関節とは無関係のように見える痛みが、実は股関節が原因だった**というケースも多く見られます。

例えば、ひざ痛。ひざの痛みで検査をしたら、実は股関節に問題があり、その影響でひざに痛みを感じるようになった、という場合もあります。

また、さまざまな因子が引き起こすとされる腰痛も、股関節の形成不全によるケースが多く見られます。寛骨臼《かんこつきゅう》（臼蓋《きゅうがい》）という、球状の大腿骨の先端部（大腿骨頭《だいたいこっとう》）を収めるソケットのような部分に形成不全があり、そのせいで**骨盤や大腿骨に影響し、離れた部位に痛みが生じる**というしくみです。逆に、ひざや腰の問題から股関節が痛む場合もあり、股関節と双方向で影響し合う関係にあります。

皆さんの下半身や腰の痛み、さまざまな不調などの原因は、もしや股関節にあるのかもしれません。

腰痛やひざ痛の原因かも？

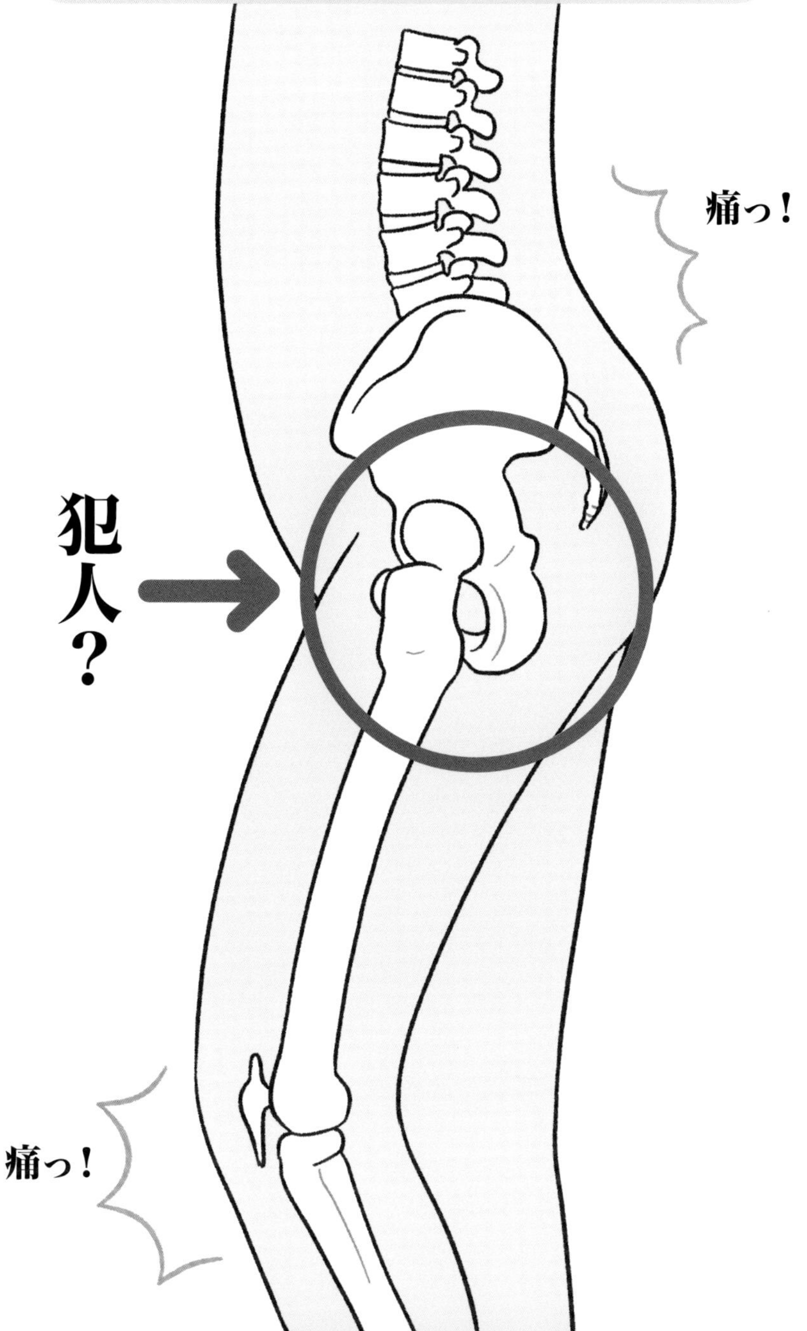

目次

はじめに …… 2

姿勢も動作も健康な生活を支えるのは
「股関節」の働き！ …… 4

カラダの痛みは「股関節」に通ずる！ …… 6

第1章 本当はスゴい！ 股関節の基本的な構造と機能

基礎知識

1 意外に場所すらあやふや!? 股関節の解剖学図鑑 …… 14

2 本当はかなり自由！ 股関節の動き …… 24

3 生活を支える股関節の3つの機能
「安定性・無痛性・可動性」 …… 32

4 股関節には男女差や個人差がある？ …… 34

5 もはや運命共同体!? 腰やひざとの密な関係 …… 40

6 知らないうちに股関節に負担をかけている？ …… 42

7 股関節の問題は全国で100万人が悩んでいる！ …… 44

8 股関節の衰えがサルコペニアやロコモを招く！ …… 46

★股関節の健康状態をチェック！
3つの股関節力テスト …… 48

9 股関節にこんな症状があったら一度病院へ！ …… 50

第2章
実は股関節が犯人!?　股関節の痛みのメカニズム

股関節と痛みや病気

1 **股関節と痛みや病気との関係とは？** 54

股関節と身近な痛み

実は股関節が影響!?　股関節と身近な痛み 56
❶ 腰痛 57
❷ ひざ痛 60
❸ X脚 62
❹ O脚 63
❺ 猫背 64
❻ 反り腰 65
❼ 足首痛 66
❽ 扁平足 67

2 **股関節はゆっくり時間をかけて悪くなることが多い！** 68

股関節の病気や障害　大人編

❶ 変形性股関節症 70
❷ 特発性大腿骨頭壊死症 74
❸ 大腿骨寛骨臼インピンジメント（ＦＡＩ） 76
❹ 関節唇損傷 78
❺ 関節リウマチ 80
❻ 大腿骨頸部骨折 82
❼ スポーツ損傷　鼠径部痛症候群 84

股関節の病気や障害　子ども編

❶ ペルテス病 86
❷ 大腿骨頭すべり症 87
❸ 化膿性股関節炎 88
❹ 単純性股関節炎 88

第3章 100歳まで動かす！ 股関節の正しい使い方

股関節の正しい使い方

ラクな姿勢は本当によいことなのか？ …… 90

股関節的に正しい日常動作

❶ 立ち姿勢 …… 92
❷ 座り姿勢 …… 94
❸ イスからの立ち上がり方 …… 96
❹ イスへの座り方 …… 98
❺ 歩き方 …… 100
❻ 階段の昇り方 …… 102
❼ 階段の降り方 …… 104

COLUMN
❶ 股関節が痛い場合の床からの起き上がり方 …… 106
❷ 厚底シューズとランナーの股関節痛 …… 108

第4章 ほぐす！ 動かす！ ガチガチ股関節を解放する方法

股関節を解放する

よい姿勢には「幅」がある！ 股関節の動きをよくする方法 …… 110

股関節の動きをよくする方法

鍛える

❶ ヒップアブダクション&クラムシェル …… 112

❷ ダイアゴナル …… 114
❸ キャット&キャメル …… 115
❹ もも上げ …… 116
❺ ヒップリフト …… 118
❻ ボール挟み …… 120
❼ スクワット …… 121

ゆるめる

❶ ランジ&腸腰筋ストレッチ …… 122
❷ レッグワイパー …… 124
❸ 開脚ストレッチ …… 126
❹ あぐら …… 127
❺ もも裏タオル伸ばし …… 128
❻ 片脚正座倒し …… 129
❼ ストレッチポールでゆるめる① …… 130
❽ ストレッチポールでゆるめる② …… 132
❾ ストレッチポールでゆるめる③ …… 134

ほぐす

❶ 大臀筋・中臀筋・梨状筋マッサージ …… 136

動かす

❶ 貧乏ゆすり …… 138
❷ 前後左右の脚スイング …… 139
❸ あお向けすりこぎ運動 …… 140

整える

❶ 手を上げて片脚立ち …… 142
❷ あお向け片脚上げ …… 143
❸ 前後にゆらゆら立ち …… 144

第5章 股関節治療の最前線

股関節の治療法

年齢や病状によって治療法の選択肢はさまざま！ …… 146

股関節の手術法

❶ 人工股関節置換術（ＴＨＡ） …… 148

❷ 骨切り術 152
❸ 股関節鏡視下手術 153

手術以外の治療法

❶ 運動療法 154
❷ マニュアルセラピー 154
❸ 温泉療法 155
❹ 超音波療法 155
❺ 歩行補助具・補装具 156
❻ 薬物療法 156
❼ サプリメント 157
❽ 関節内注入 157

新しい治療法

❶ 再生医療 158
❷ ロボット手術 158

取材協力
高橋雅人（東京大学医学部附属病院リハビリテーション部　副技師長）

STAFF
企画・編集：千葉慶博（KWC）
モデル：中世古麻衣（スペースクラフト）
撮影：蔦野裕
ヘアメイク：MIKE
スタイリング：田中祐子
イラスト：小川かりん
CGイラスト：BACKBONEWORKS
カバーデザイン：渡邊民人（TYPEFACE）
本文デザイン：谷関笑子（TYPEFACE）
DTP：TYPEFACE

衣装協力
トップス、Tシャツ：Anri&Bebe／トライオールスリージャパン
Tシャツ、ブラトップ：tejas／ネイシュ
ショートレギンス、ミディアムレギンス：スピード／ゴールドウイン カスタマーサービスセンター
ショートパンツ：イージーヨガ／イージーヨガジャパン
【問い合わせ先】
トライオールスリージャパン：0797-34-3503
ゴールドウイン カスタマーサービスセンター：0120-307-560
ネイシュ：03-6384-2535
イージーヨガジャパン：03-3461-6355

参考文献

『変形性股関節症診療ガイドライン2016改訂第2版』（南江堂）
『大腿骨頸部／転子部骨折診療ガイドライン2021改訂第3版』（南江堂）
『標準解剖学』（医学書院）

第1章

本当はスゴい！股関節の基本的な構造と機能

基礎知識 1

意外に場所すらあやふや!? 股関節の解剖学図鑑

とても頑丈であり、動きの自由度が高い関節

股関節は、**骨盤（寛骨《かんこつ》）と太ももの骨（大腿骨《だいたいこつ》）をつなぐ関節**です。位置は、鼠径部《そけいぶ》と呼ばれる部分の真ん中にあります。

関節部分は、骨盤側の**寛骨臼《かんこつきゅう》（臼蓋《きゅうがい》）というソケットに、大腿骨頭《だいたいこっとう》という大腿骨の球状の先端がはまっている形**をしています。関節内の骨の接触面は、弾力のある軟骨組織でできており、軟骨には血管がありません。そのため、**軟骨は摩耗してしまうと再生できない**性質があります。

骨の周りを**関節包《かんせつほう》**という結合組織が覆っており、それがさらに複数の靭帯《じんたい》で守られています。体重を支える重要な関節なので、滅多なことでは脱臼などを起こさない頑丈な構造をしています。また、大腿骨頭や寛骨臼の形状には、**大腿骨頭の屈折やねじれ、被り具合など個人差があるのも特徴**です。

股関節は、**可動範囲が広い**関節であり、その自由な動きを担う主な筋肉が22個もあります。

また、関節の安定のために寛骨臼に備わった堤防のような役割を持つ**関節唇《かんせつしん》**というパーツも、股関節を特徴づける解剖学的なポイントです。

股関節はどこにある？

**股関節の存在は知っているけれど、
正確な位置までは知らない……という方も多いのでは？**

意外と誤解されがちな股関節

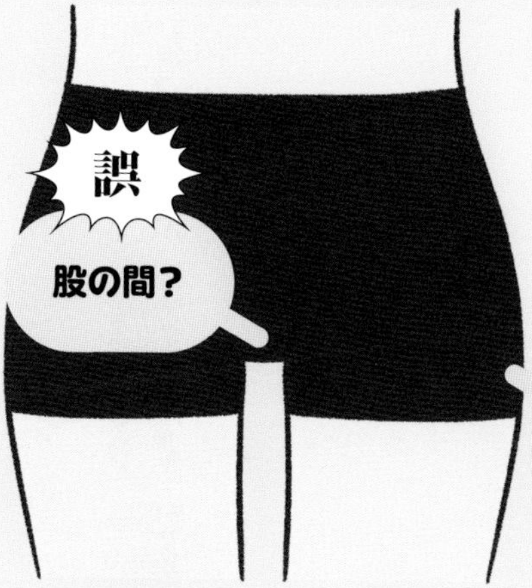

股関節の位置をイメージすると、「股《また》」の関節だから股の間にあるのではないか、脚の外側の出っ張りが股関節ではないか、などと誤解されることも。ちなみに外側の出っ張りは、「大転子《だいてんし》」という大腿骨（太もも の骨）の隆起した部位です。

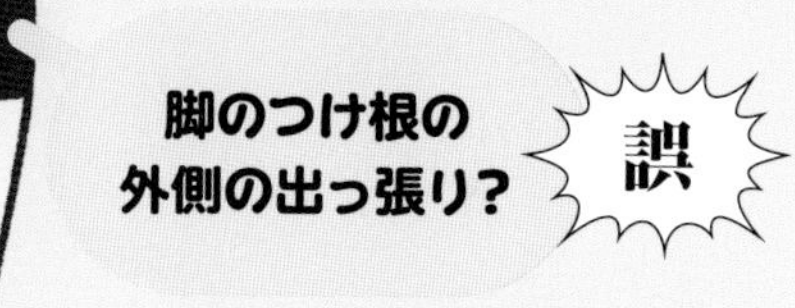

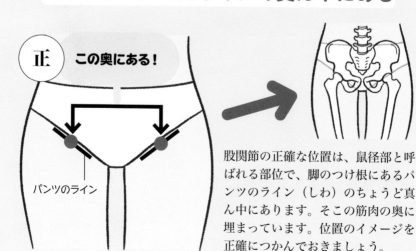

股関節はパンツのラインの真ん中にある

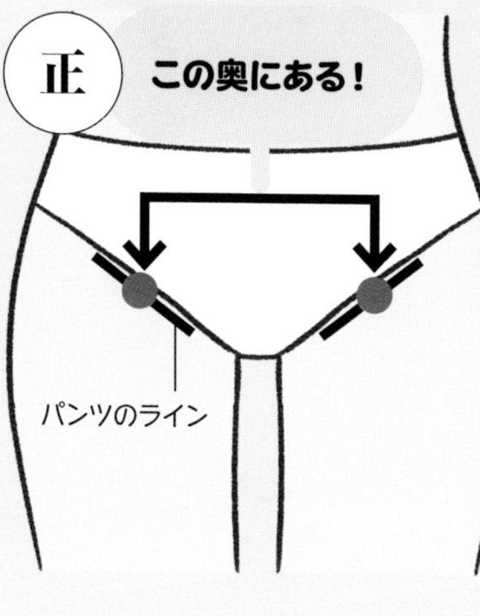

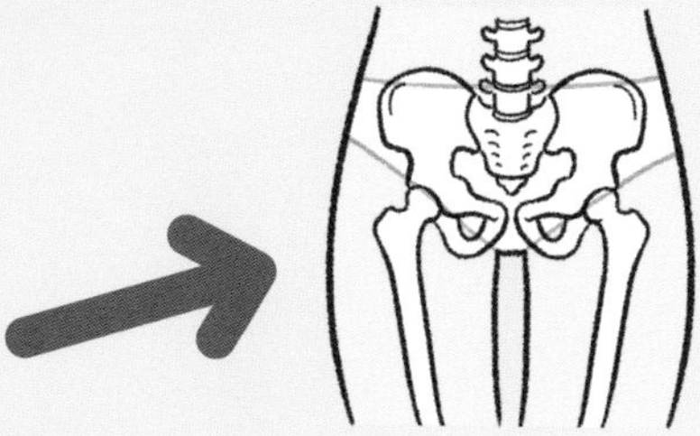

股関節の正確な位置は、鼠径部と呼ばれる部位で、脚のつけ根にあるパンツのライン（しわ）のちょうど真ん中にあります。そこの筋肉の奥に埋まっています。位置のイメージを正確につかんでおきましょう。

股関節の解剖学図鑑

股関節を構成する骨格から、靭帯などの結合組織、股関節を動かす筋肉などを図鑑で見てみましょう！

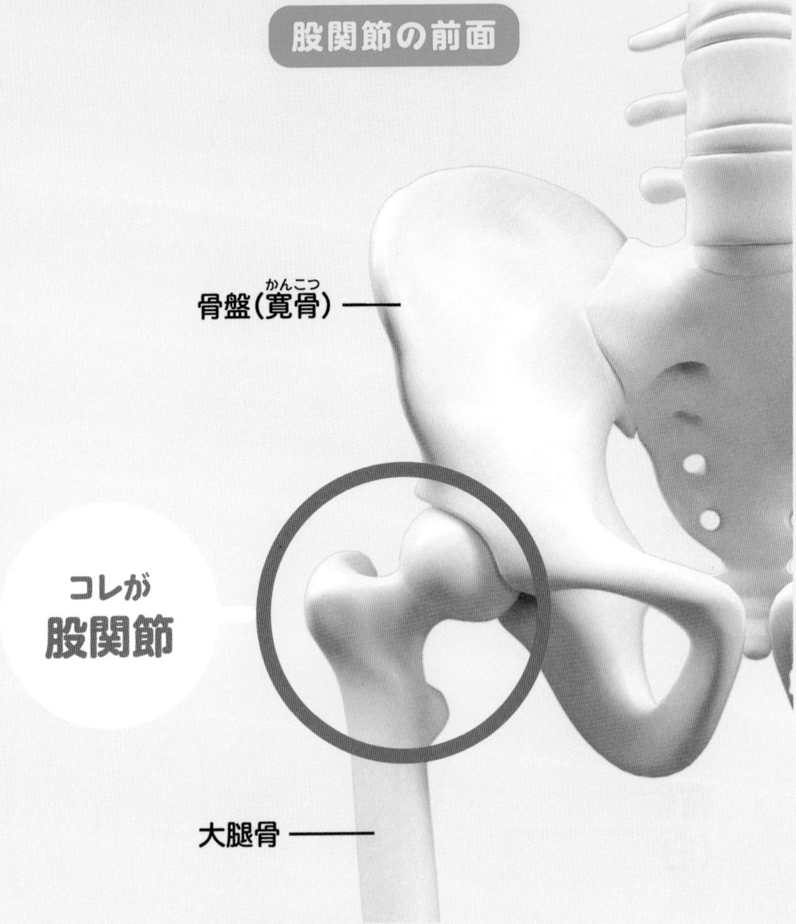

骨盤（寛骨）と太ももの骨（大腿骨）をつなぐ

骨盤の骨の総称を「寛骨」といいます。寛骨と太ももの骨である「大腿骨」をつなぐ関節が、「股関節」です。寛骨側のくぼみ「寛骨臼（臼蓋）」に、大腿骨の球状の先端「大腿骨頭」がはまる形で構成されています。

ボールをはめるソケット「寛骨臼（臼蓋）」

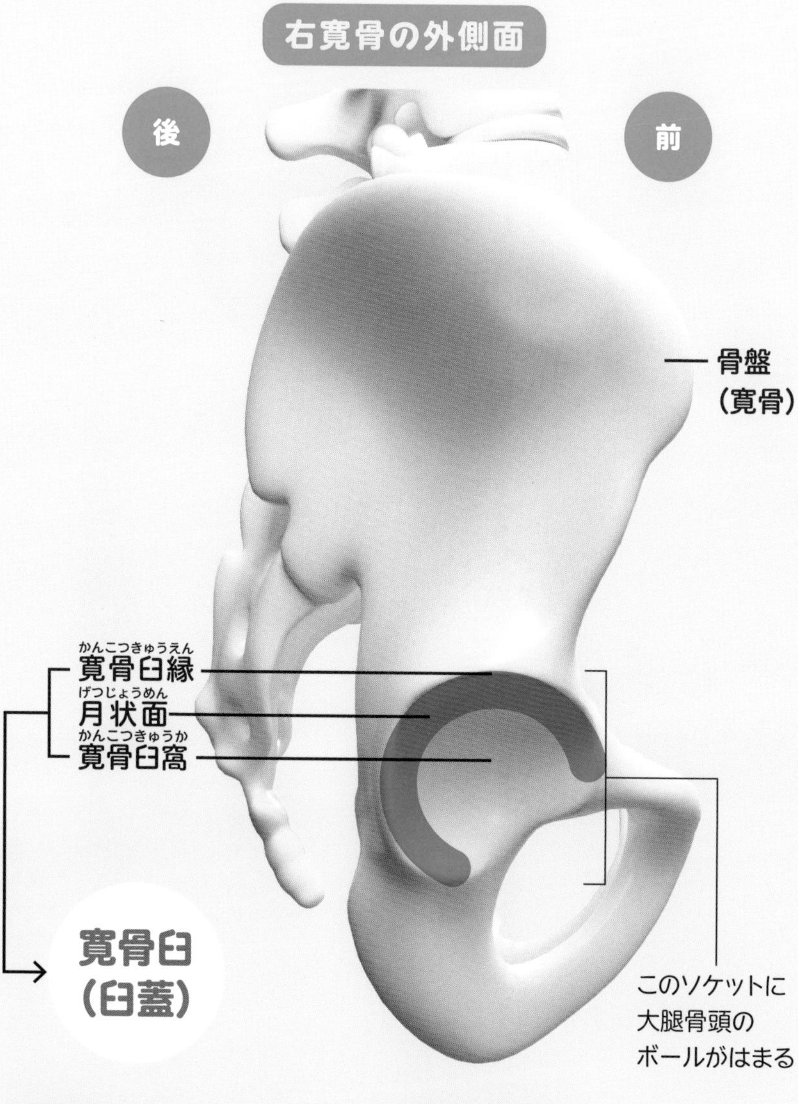
右寛骨の外側面
後
前
骨盤
（寛骨）
寛骨臼縁《かんこつきゅうえん》
月状面《げつじょうめん》
寛骨臼窩《かんこつきゅうか》
寛骨臼
（臼蓋）
このソケットに
大腿骨頭の
ボールがはまる

股関節はソケットとボールの組み合わせ

寛骨臼（臼蓋）というソケットに、大腿骨頭というボールがはまった形をしている股関節。球状の関節であるため、さまざまな方向に動かせます。弾力のある軟骨組織によって、寛骨臼の接触面を衝撃から守ります。

ソケットにはめるボール「大腿骨頭」

右大腿骨の前面

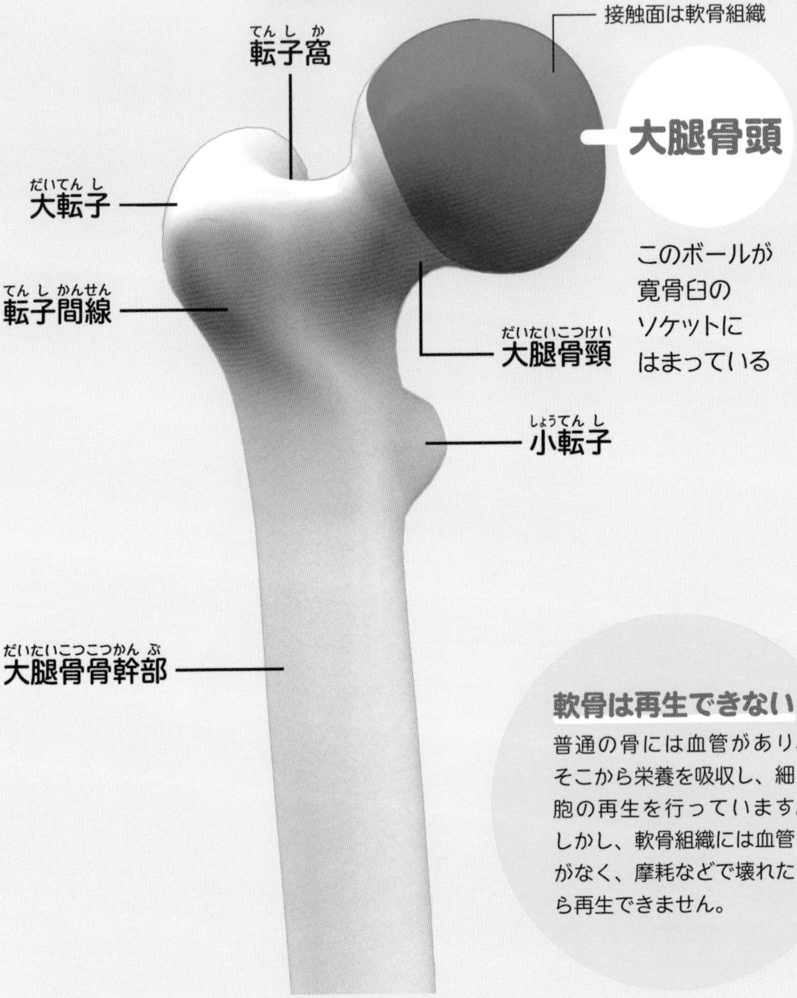
接触面は軟骨組織
転子窩《てんしか》
大腿骨頭
大転子《だいてんし》
このボールが
寛骨臼の
ソケットに
はまっている
転子間線《てんしかんせん》
大腿骨頸《だいたいこつけい》
小転子《しょうてんし》
大腿骨骨幹部《だいたいこつこつかんぶ》

軟骨は再生できない

普通の骨には血管があり、そこから栄養を吸収し、細胞の再生を行っています。しかし、軟骨組織には血管がなく、摩耗などで壊れたら再生できません。

大腿骨頭には屈折やねじれがある

大腿骨頭の接触面は軟骨組織。また、大腿骨頸という首の部分は屈折したり、前にねじれたりした構造をしており、その形状には個人差があります。大転子という部位は、骨盤の横の大きな出っ張りに相当します。

大腿骨頸の頸体角《けいたいかく》とは？

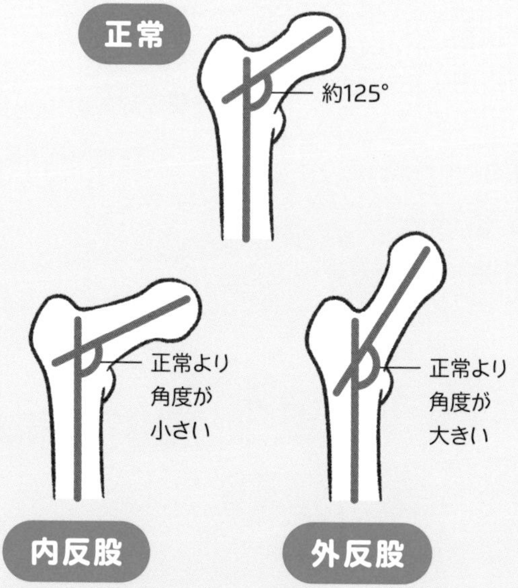

大腿骨頸の屈折

大腿骨を外側に開く（外転）とき、構造的に効率がよいため、大腿骨頸は大腿骨骨幹部の軸に対し、内側に屈折しています。この角度を頸体角といい、成人の正常な角度は約125°です。正常より角度が大きいと外反《がいはん》股《こ》（大腿骨が外側に張り出す）、角度が小さいと内反《ないはん》股《こ》（大腿骨が内側に寄る）といいます。

大腿骨頸の前捻角《ぜんねんかく》とは？

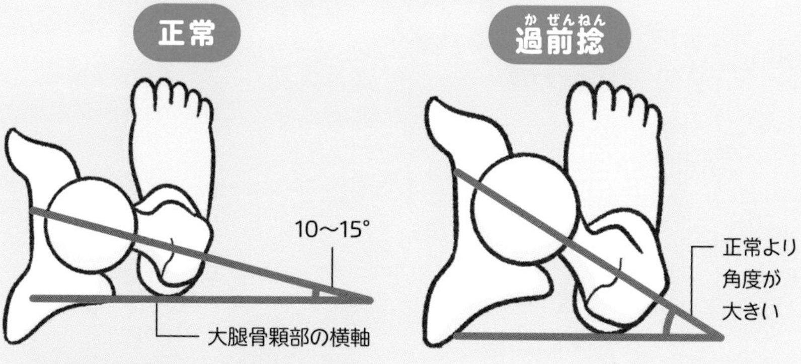

大腿骨頸の前へのねじれ

大腿骨頸を上から見たとき、大腿骨顆部《かぶ》の横軸に対し、前にねじれた構造をしています。この角度を前捻角といい、正常は10〜15°です。この前捻があるため（すねの骨のねじれと合わせ）、ひざやつま先が前を向きます。前捻角が大きいと内股に、小さいとガニ股の傾向になります。

結合部はとても頑丈にできている

股関節内部の断面

分厚い関節包

寛骨臼の縁にある関節唇は、関節が外れないようにストッパーの役割をしています。また、股関節の周囲は関節包という袋で被われており、その内側を被う滑膜が関節の潤滑液である滑液を分泌し、関節の摩擦を軽減しています。

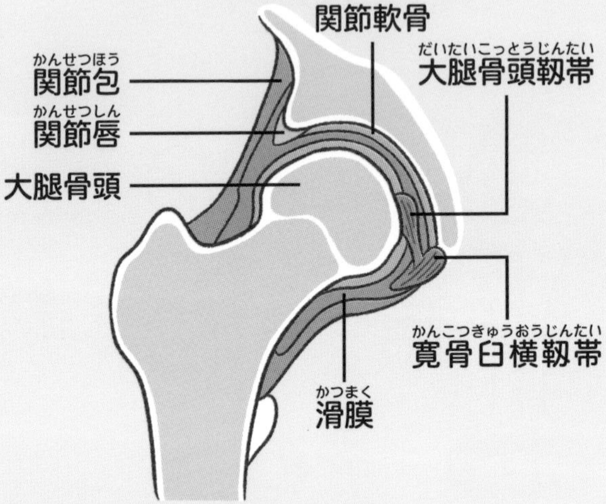

関節包を補強する靭帯

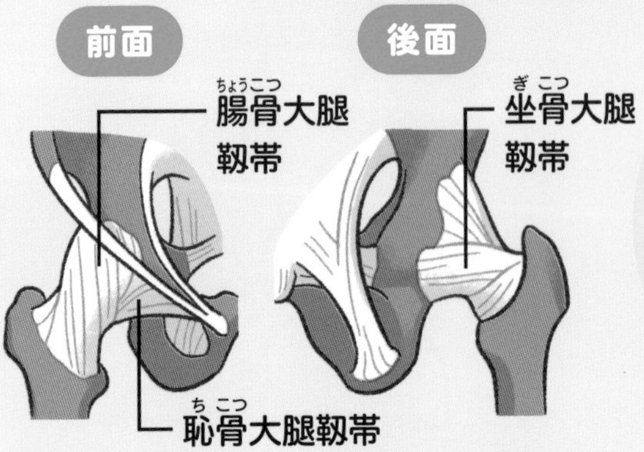

強靭な靭帯

人体の中でも特に頑丈な腸骨大腿靭帯、恥骨大腿靭帯、坐骨大腿靭帯という３つの靭帯が関節包を被い、股関節全体を補強しています。

股関節は滅多なことでは外れない

ソケットからボールが外れないようにするストッパーの役割を果たすのが、関節唇。さらに、頑丈な３つの靭帯で股関節全体を補強しているため、体重をしっかり支えることができ、また、滅多なことでは脱臼などを起こさない構造になっています。

CE角とSharp角ってなに？

CE角とは？

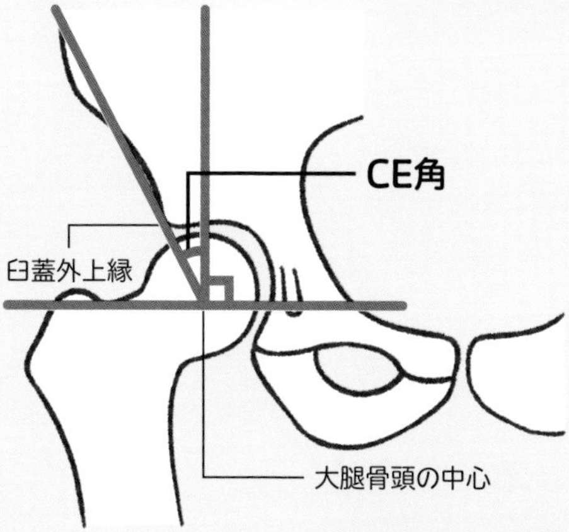

大腿骨頭の中心を通る垂線と、寛骨臼の上側の縁（臼《きゅう》蓋外上縁《がいがいじょうえん》）を結んだ線の角度のことをCE角といいます。正常は25～30°とされ、20°以下になると、大腿骨頭に対して寛骨臼の被りが浅いことを意味します。

Sharp角とは？

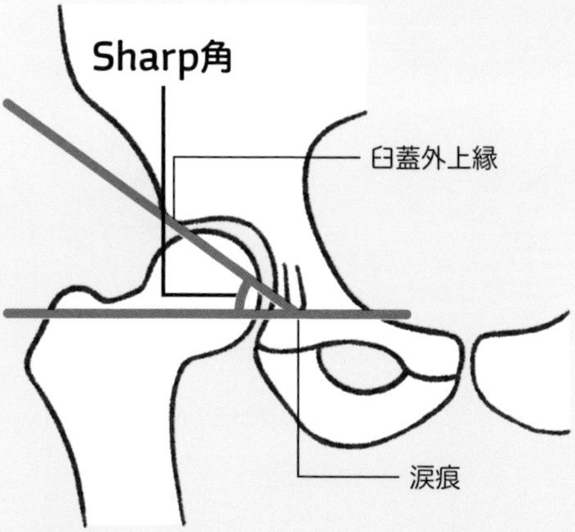

骨盤の左右にある涙痕《るいこん》と呼ばれる部位を結んだ線と、寛骨臼の臼蓋外上縁を結んだ線の角度のことをSharp角といいます。男女差がありますが、正常は約42°以下で、45°以上になると、寛骨臼の被りが浅いと判断されます。

寛骨臼の被りが浅いほど負荷が高くなる

大腿骨頭に対して、寛骨臼がどれくらい被さっているかを診断するための指標となるのが、CE角とSharp角です。寛骨臼の被りが浅いと、接触面積が小さくなるため、負荷が分散せずに集中しやすくなり、変形のリスクが高くなります。

股関節を動かす22の筋肉

腰からつながる腸腰筋

腰椎《ようつい》
腸腰筋《ちょうようきん》
❶腸骨筋《ちょうこつきん》
❷大腰筋《だいようきん》

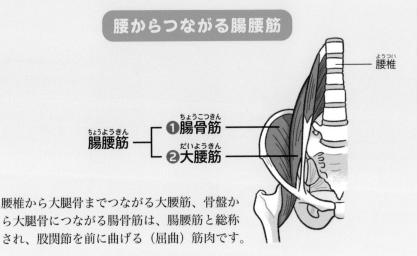

腰椎から大腿骨までつながる大腰筋、骨盤から大腿骨につながる腸骨筋は、腸腰筋と総称され、股関節を前に曲げる（屈曲）筋肉です。

太ももの筋肉

前面

内転筋群

後面

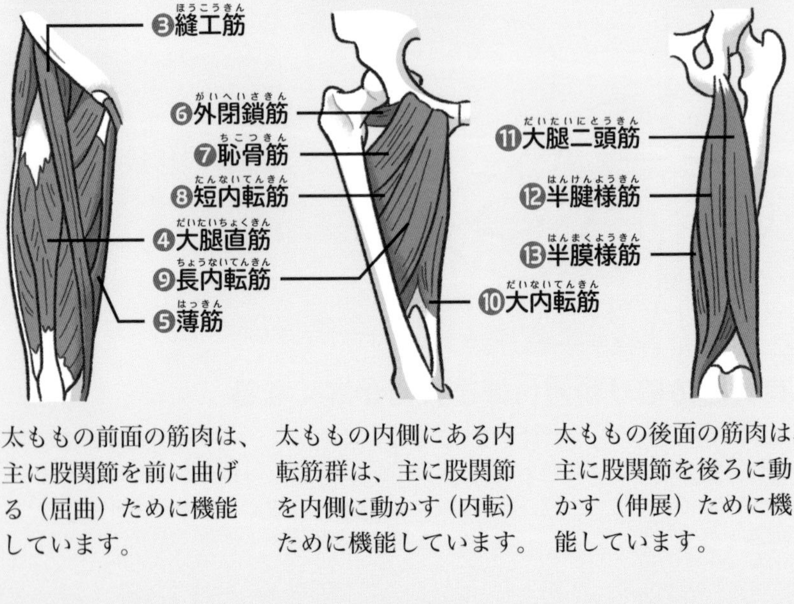
❸縫工筋《ほうこうきん》
❻外閉鎖筋《がいへいさきん》
❼恥骨筋《ちこつきん》
❽短内転筋《たんないてんきん》
❹大腿直筋《だいたいちょくきん》
❾長内転筋《ちょうないてんきん》
❺薄筋《はっきん》
❿大内転筋《だいないてんきん》
⓫大腿二頭筋《だいたいにとうきん》
⓬半腱様筋《はんけんようきん》
⓭半膜様筋《はんまくようきん》

太ももの前面の筋肉は、主に股関節を前に曲げる（屈曲）ために機能しています。

太ももの内側にある内転筋群は、主に股関節を内側に動かす（内転）ために機能しています。

太ももの後面の筋肉は、主に股関節を後ろに動かす（伸展）ために機能しています。

お尻の筋肉は3層構造

お尻の筋肉は３層構造であり、股関節を後ろや外側に動かし（伸展・外転）、内外にまわす（内旋・外旋）ために機能しています。

表層

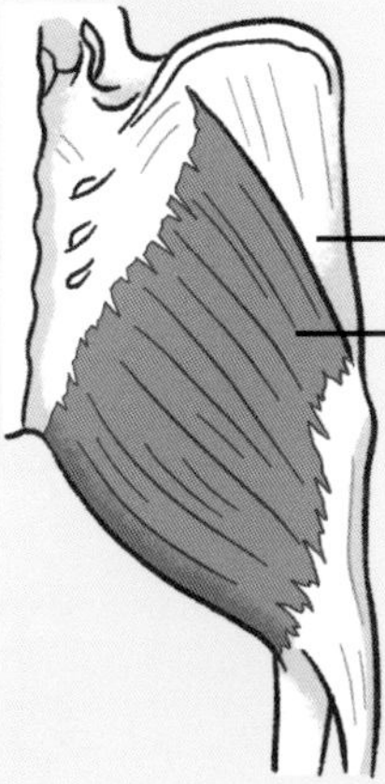
⑮大腿筋膜張筋《だいたいきんまくちょうきん》
⑭大臀筋《だいでんきん》

重要！

中臀筋は、二足で立つためのバランスをとる重要な筋肉。中臀筋が弱くなると、安定して立つことが難しくなります。

中間層

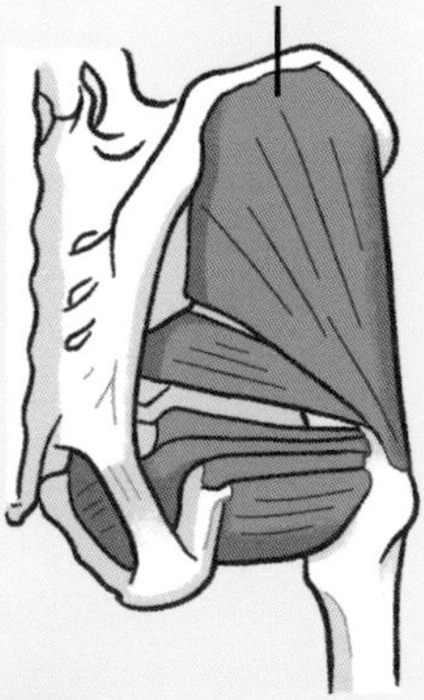
⑯中臀筋《ちゅうでんきん》

深層

⑰小臀筋《しょうでんきん》
⑱梨状筋《りじょうきん》
⑲上双子筋《じょうそうしきん》
⑳内閉鎖筋《ないへいさきん》
㉑下双子筋《かそうしきん》
㉒大腿方形筋《だいたいほうけいきん》

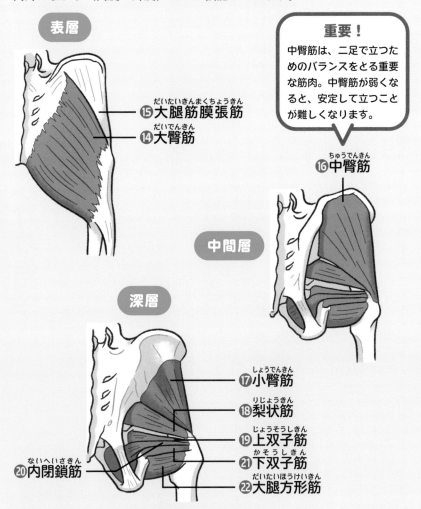

複雑に動くために関わる筋肉が多い

股関節は、ボールとソケットのような形状をしているため、動かせる範囲の広い関節です。関節を動かすのは筋肉の働きなので、関わる筋肉もそれだけ多くなります。腰、太もも、お尻にある合計22の筋肉が股関節に関わっています。

基礎知識 2

本当はかなり自由!
股関節の動き

股関節は球状だから自由に動く!

股関節は、寛骨臼のソケットに、大腿骨頭のボールがはまっている形状をしています。この形状の関節を**球状(臼状)関節**といい、**広い範囲のあらゆる方向に動かせるのが特徴**です。人体では、股関節のほか、肩の関節も球状関節となります。

股関節の自由度の高い動きは、基本的に6つの方向の動きに分類されます。

脚(大腿骨)を前に上げる動きは、股関節を基準に見ると、前に曲がる動き**「屈曲《くっきょく》」**。さらに、脚が後ろに動くのは股関節が伸びる**「伸展《しんてん》」**、内側に動くのが**「内転《ないてん》」**、外側に動くのが**「外転《がいてん》」**という動作になります。

また、大腿骨の軸を中心に内側と外側に回転する**「内旋《ないせん》・外旋《がいせん》」**という動きもあります。

このように、股関節はかなり自由に動く関節ですが、関節の形成不全や変形、筋肉の拘縮や筋力低下などが起こると、動かせる範囲が狭まってきます。

それぞれの方向に動かす可動範囲の基準やテストがあるので、それを目安に自身の股関節の可動状態をチェックするのもよいでしょう。

股関節は動かせる範囲が広い！

関節の形がボール型になっているため、股関節は自由度の高い動きが可能。これらの動きを、解剖学では6つの動きに分類しています。

よく動くのは「球状関節」だから

ソケットにボールが収まる形状の股関節。蝶番のような一方向にしか動かせない関節と違い、球状の特性から運動軸を複数持つ多軸性の関節なので、あらゆる方向に動かせるのが特徴です。

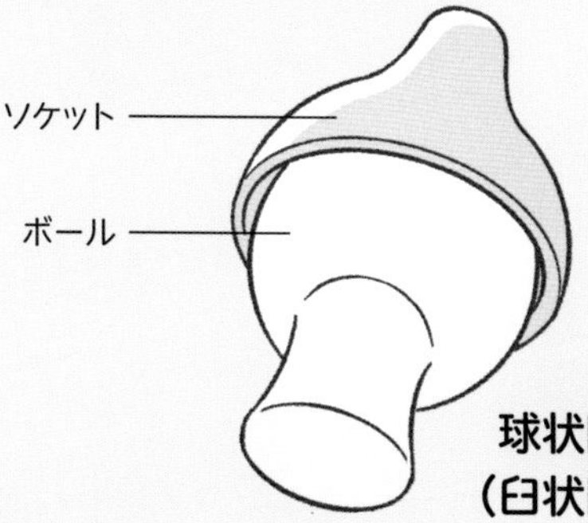
ソケット
ボール

球状関節
（臼状関節）

基本的に6つの方向へ動かせる

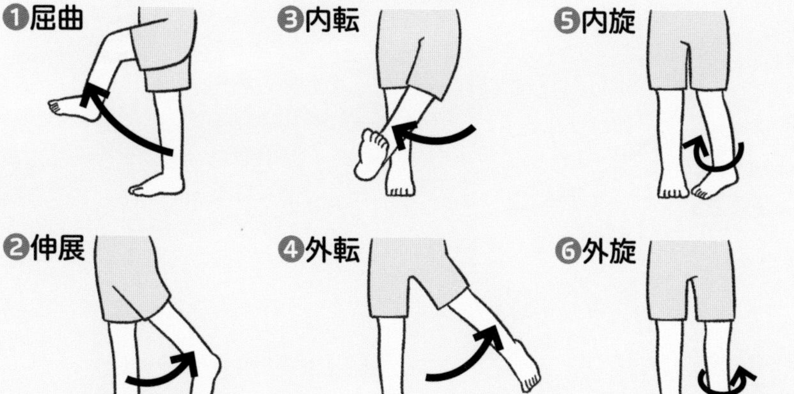
❶屈曲
❸内転
❺内旋
❷伸展
❹外転
❻外旋

解剖学では、股関節の自由な動きを６つの方向に分類しています。前後の動き「屈曲と伸展」、左右の動き「内転と外転」、軸回転の動き「内旋と外旋」に分けて次ページ以降で解説します。

股関節の動き❶ 屈曲（前方）

大腿骨を前方に動かす屈曲の動作。
基準となる可動目安は約125°とされています。
腰からつながる腸腰筋や、太ももの前面の筋肉が関わっています。

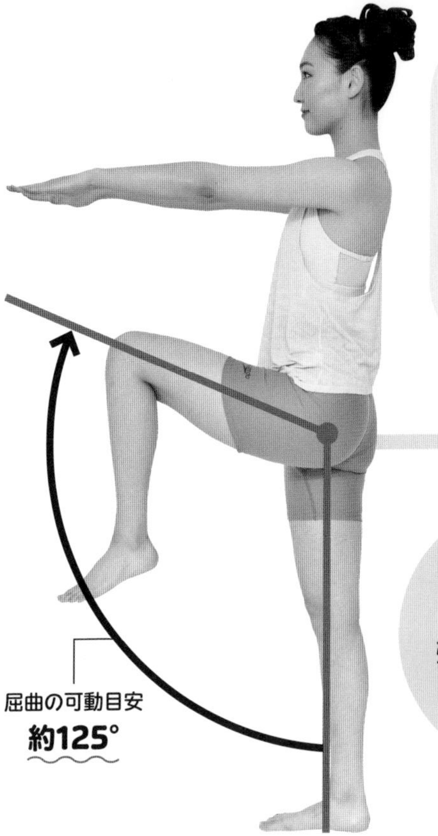
屈曲の可動目安
約125°
ひざの関節を伸ばすと、もも裏の筋肉が張ってしまうため、可動域が小さくなる

測定の姿勢

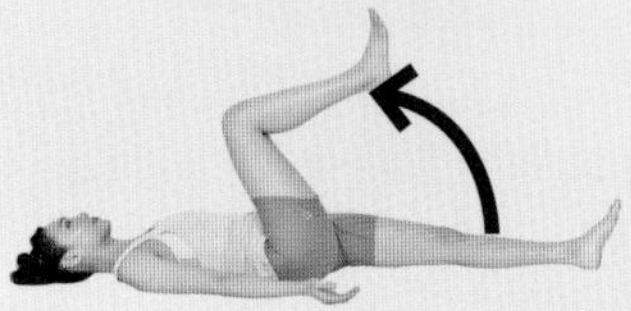

あお向けになって背骨と骨盤を固定し、ひざを曲げた状態で太ももをカラダの前方に持ち上げる。

股関節の屈曲（前方）に関わる筋肉（筋肉図はP.22～23）

骨盤の筋肉	太ももの筋肉	
❶ 腸骨筋	❸ 縫工筋	❼ 恥骨筋
❷ 大腰筋	❹ 大腿直筋	⓯ 大腿筋膜張筋

股関節の動き❷ 伸展（後方）

大腿骨を後方に動かす伸展の動作。
基準となる可動目安は約15°とされています。
お尻の大臀筋や、太もも後面の筋肉が関わっています。

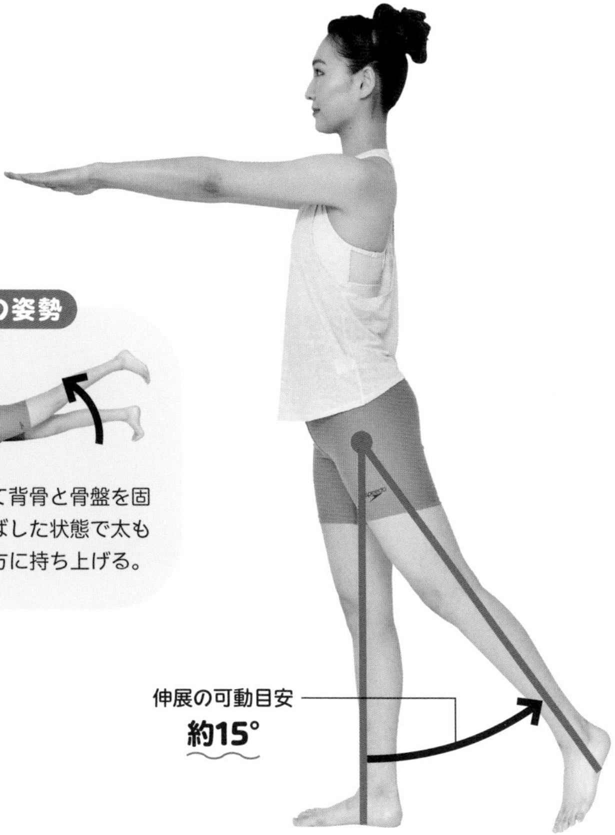

測定の姿勢

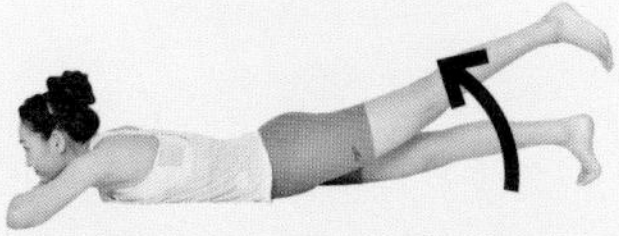

うつ伏せになって背骨と骨盤を固定し、ひざを伸ばした状態で太ももをカラダの後方に持ち上げる。

股関節の伸展（後方）に関わる筋肉

骨盤の筋肉	太ももの筋肉	
⓮ 大臀筋	❿ 大内転筋（屈曲位） ⓫ 大腿二頭筋	⓬ 半腱様筋 ⓭ 半膜様筋

股関節の動き❸ 内転

**大腿骨を内側に動かす内転の動作。
基準となる可動目安は約20°とされています。
太ももの内側にある筋肉、内転筋群が関わっています。**

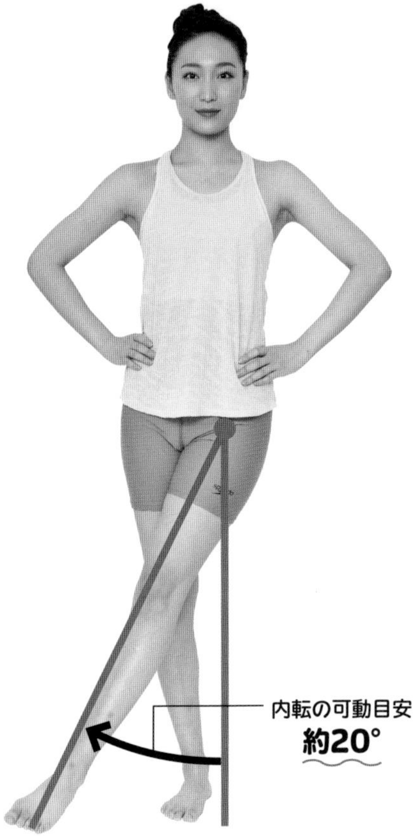

測定の姿勢

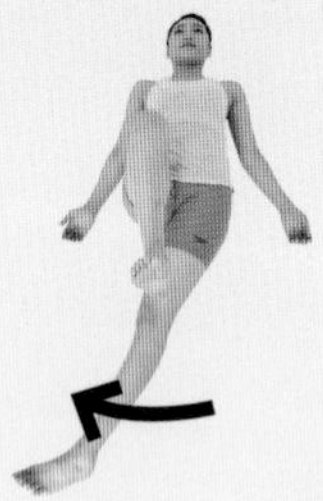

あお向けになって、つま先を上に向ける。片側のひざを曲げて持ち上げ、逆の測定する側の脚を伸ばしたまま内側へ動かす。

股関節の内転に関わる筋肉

骨盤の筋肉	太ももの筋肉
	❺ 薄筋 ❻ 外閉鎖筋 ❼ 恥骨筋 ❽ 短内転筋 ❾ 長内転筋 ❿ 大内転筋

股関節の動き❹ 外転

大腿骨を外側に動かす外転の動作。
基準となる可動目安は約45°とされています。
中臀筋などのお尻の筋肉や、太ももの外側の筋肉が関わっています。

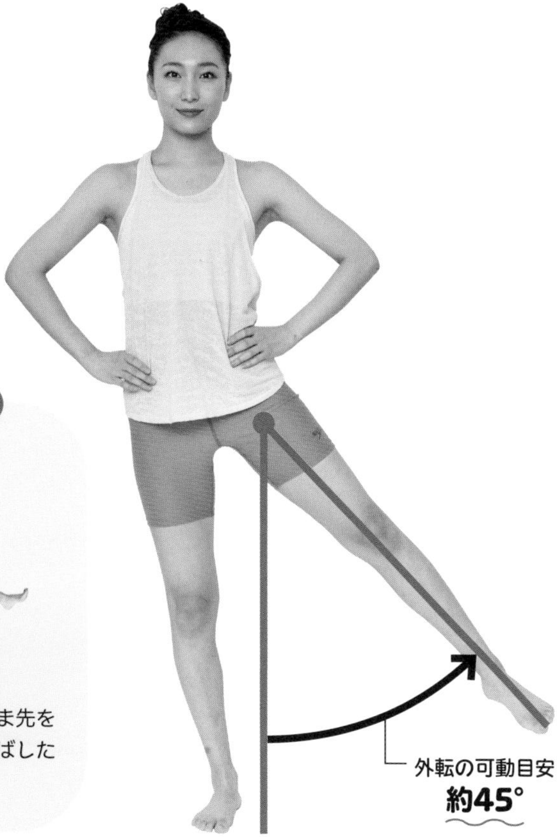

測定の姿勢

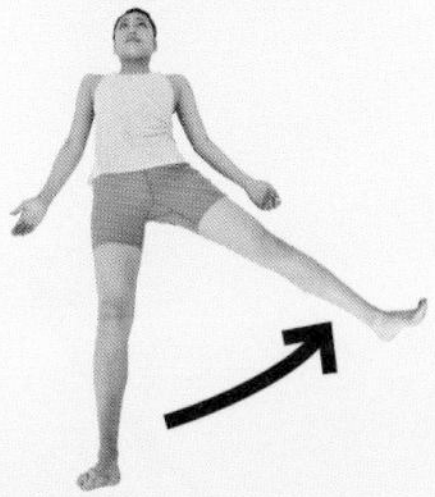

あお向けになって、つま先を上に向ける。片脚を伸ばしたまま外側へ動かす。

股関節の外転に関わる筋肉

骨盤の筋肉			太ももの筋肉
⑯ 中臀筋 ⑰ 小臀筋	⑱ 梨状筋（屈曲位） ⑲ 上双子筋（屈曲位）	⑳ 内閉鎖筋 ㉑ 下双子筋（屈曲位）	③ 縫工筋 ⑮ 大腿筋膜張筋

股関節の動き❺ 内旋

大腿骨を内側に回転（回旋）させる内旋の動作。
基準となる可動目安は約45°とされています。
中臀筋などのお尻の筋肉や、太ももの外側の筋肉が関わっています。

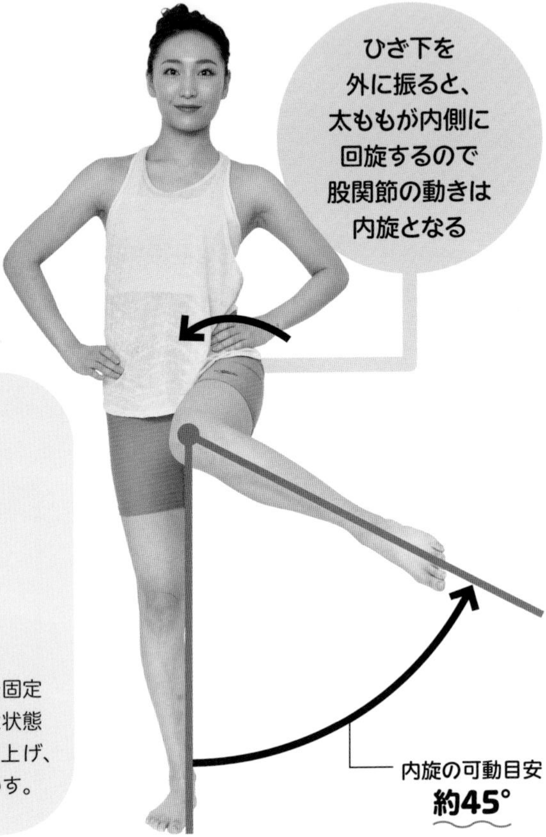
ひざ下を
外に振ると、
太ももが内側に
回旋するので
股関節の動きは
内旋となる
内旋の可動目安
約45°

測定の姿勢

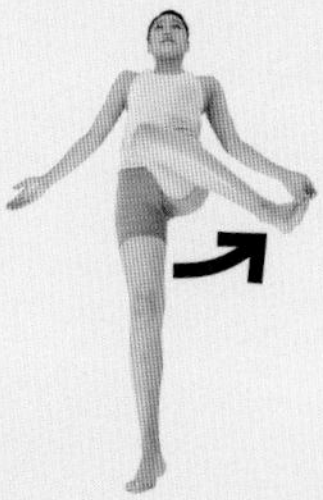

あお向けになって骨盤を固定する。ひざを90°曲げた状態で太ももを真上に持ち上げ、ひざから下を外側にまわす。

股関節の内旋に関わる筋肉

骨盤の筋肉	太ももの筋肉
⑯ 中臀筋 ⑰ 小臀筋	⑮ 大腿筋膜張筋

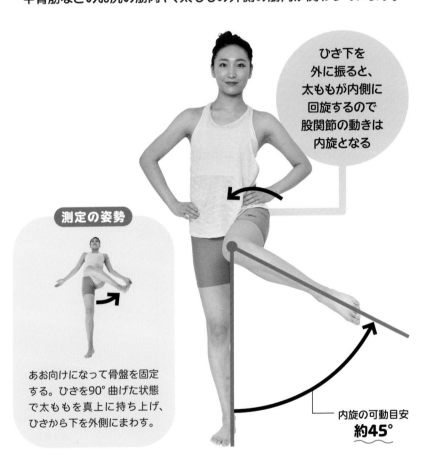

股関節の動き❻　外旋

大腿骨を外側に回転（回旋）させる外旋の動作。
基準となる可動目安は約45°とされています。
大臀筋などのお尻の筋肉や、太ももの前面や内側の筋肉が関わっています。

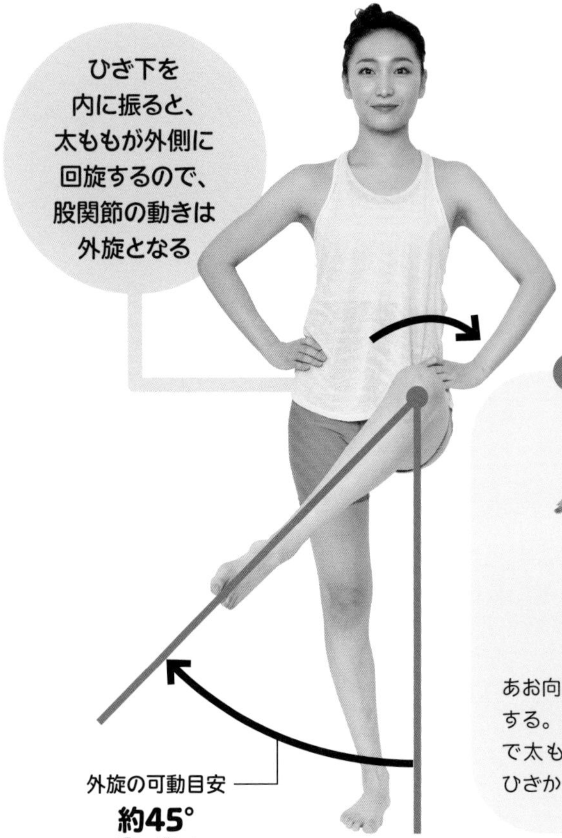
ひざ下を
内に振ると、
太ももが外側に
回旋するので、
股関節の動きは
外旋となる
外旋の可動目安
約45°

測定の姿勢

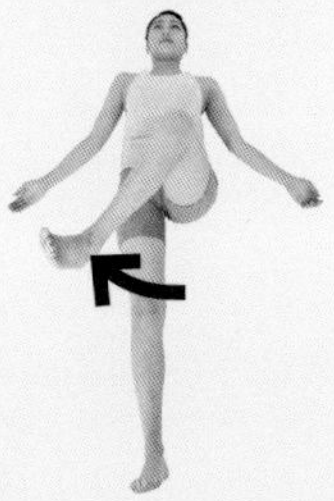

あお向けになって骨盤を固定する。ひざを90°曲げた状態で太ももを真上に持ち上げ、ひざから下を内側にまわす。

股関節の外旋に関わる筋肉

骨盤の筋肉			太ももの筋肉
⑭ 大臀筋	⑲ 上双子筋	㉑ 下双子筋	❸ 縫工筋
⑱ 梨状筋	⑳ 内閉鎖筋	㉒ 大腿方形筋	❻ 外閉鎖筋

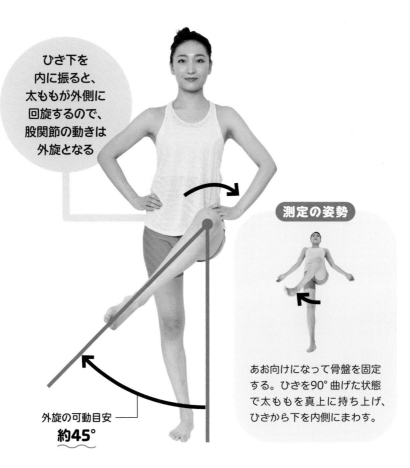

基礎知識
３

生活を支える股関節の3つの機能「安定性・無痛性・可動性」

健康な生活に欠かせない股関節の機能って？

私たちが健康な生活を送るうえで、股関節に求められる機能とはなんでしょう？

まず、股関節の重要な役割としては、**移動を支える**ことが考えられます。二足で直立し、歩くという日常動作は、股関節が正常に機能しなければ成立しません。そして、移動を支えるために、股関節に求められる機能は３つ考えられます。

ひとつ目は**「安定性：関節が安定していること」**。体重を支えたり、地面からの衝撃を受けたりするには、関節がしっかり安定していることが必要です。ふたつ目は**「無痛性：痛まないこと」**です。股関節に痛みがあると、移動を制限せざるを得ません。３つ目は、**「可動性：思い通りに動くこと」**。関節に変形があったり、筋肉の拘縮があったりすると、思い通りに動かせず、移動が困難に。ある程度の柔軟性を保つことも大切です。

これらの３つの機能は、相互に関連し合うもの。どれが欠けても、なにかしらの問題が生じます。このように股関節の正常な機能は、健康な生活の基盤となる重要なものなのです。

ポイントは「カラダを支えて歩く」こと！

体重を支えながら、姿勢や動作を保つためには、
3つの機能を正常に機能させる必要があります。

健康な生活を送るために欠かせない！
股関節の3つの機能とは？

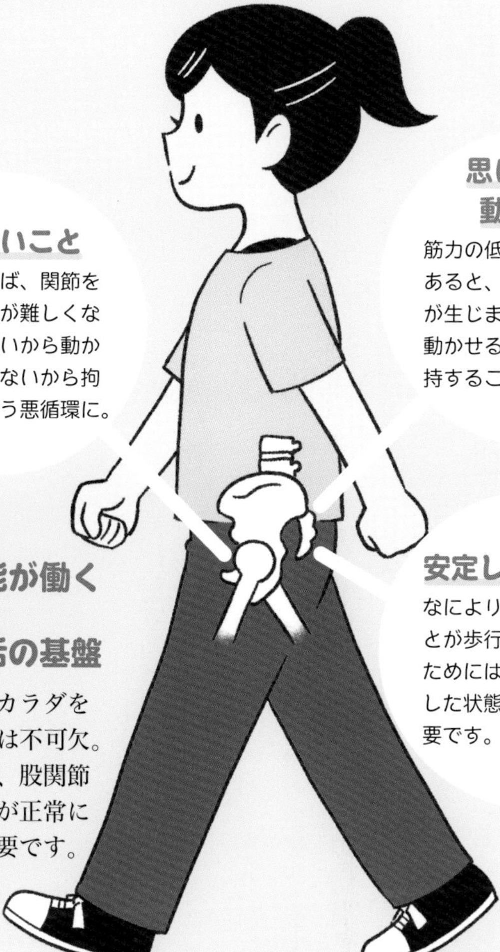

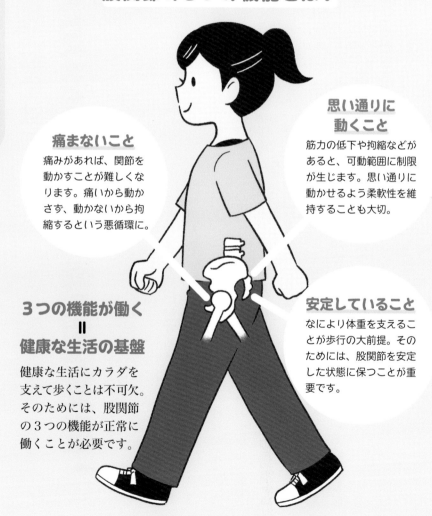

痛まないこと

痛みがあれば、関節を動かすことが難しくなります。痛いから動かさず、動かないから拘縮するという悪循環に。

思い通りに動くこと

筋力の低下や拘縮などがあると、可動範囲に制限が生じます。思い通りに動かせるよう柔軟性を維持することも大切。

安定していること

なにより体重を支えることが歩行の大前提。そのためには、股関節を安定した状態に保つことが重要です。

3つの機能が働く
＝
健康な生活の基盤

健康な生活にカラダを支えて歩くことは不可欠。そのためには、股関節の3つの機能が正常に働くことが必要です。

基礎知識 4

股関節には男女差や個人差がある？

股関節の形や悩みも人それぞれ

実は、**変形性股関節症の患者の9割は女性**という報告があります。この原因として、**骨盤の形状の男女差**もそのひとつと考えられています。女性の骨盤は、男性と比較して横広の形状をしています。直立した場合、重心線はカラダの中心付近を通りますが、重心線との距離（モーメントアーム）が長いほど、関節の負荷は高くなります。そして、**女性の横広の骨盤は、重心線と股関節との距離が男性より長くなり、負担が大きくなる**と推測されます。

また、**大腿骨頭に対する寛骨臼（臼蓋）の被り方にも個人差**があります。わかりやすくいえば、ボールの上の屋根のかかり具合のこと。被りが浅ければ、関節の接触面積が小さくなり、体重の負担が分散されにくくなります。そのために、**関節面の摩耗や炎症のリスク**が高くなり、股関節疾患につながりやすくなります。逆に、被りが深いと**動かしづらかったり、関節内で衝突（インピンジメント）を起こしたりするリスク**があります。

このように、股関節の形は人それぞれ。股関節の問題や悩みも個人によって異なってくるのです。

変形性股関節症が女性に多いのはなぜ？

**変形性股関節症の患者の9割は女性。
骨盤の形状の男女差も原因のひとつと考えられています。**

骨盤の形に男女差がある！

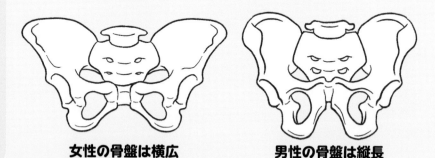

女性の骨盤は横広

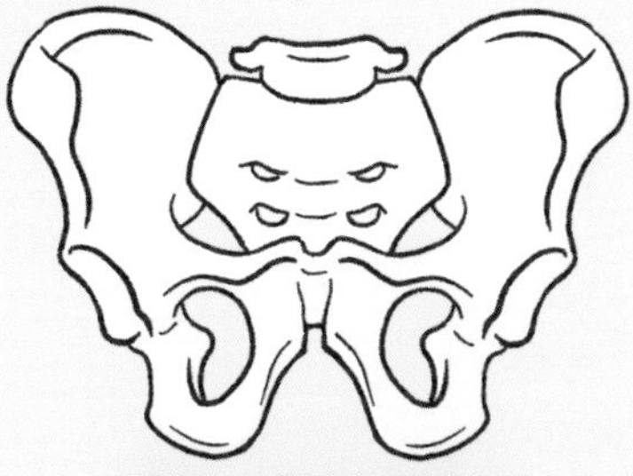

男性の骨盤は縦長

骨盤は、内臓の受け皿としても機能しているので、大きいすり鉢状の形をしています。このすり鉢の形が男女で異なり、女性の骨盤は男性よりも横広の形をしているのが特徴です。

女性のほうが股関節への負担が大きい！

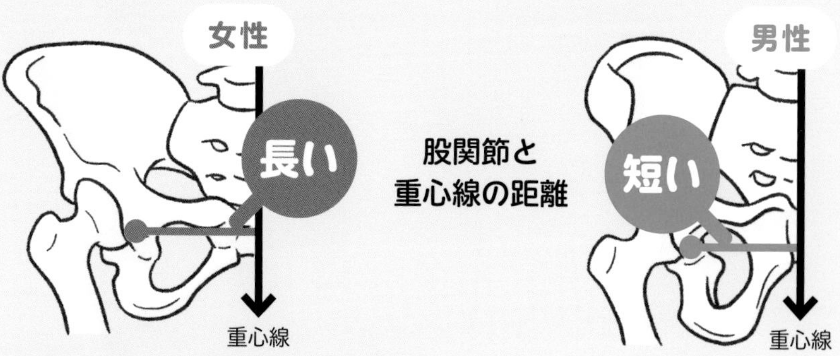

重心線と関節（回転軸）までの距離をモーメントアームと言いますが、モーメントアームが長いほど関節にかかる負荷が高くなります。図のように女性のほうが長くなるので、より負担が大きくなると考えられます。

寛骨臼（ソケット側）の形には個人差がある！

**大腿骨頭に対する寛骨臼の被り方には、
外側の被り方、前方の被り方それぞれに個人差があります。**

外側の被り方のタイプ

股関節を正面から見たときの寛骨臼の被り方で、レントゲン検査で確認できます。主にCE角の大きさで診断するもので、正常は25〜30°です。20°以下になると、被りが浅いタイプの形成不全と診断されます。

正常

大腿骨頭の中心を通る垂線と、寛骨臼の上部の縁（臼蓋外上縁）を結んだ線でできる角度がCE角。角度が小さいほど被りが浅くなりますが、正常は25〜30°とされています。

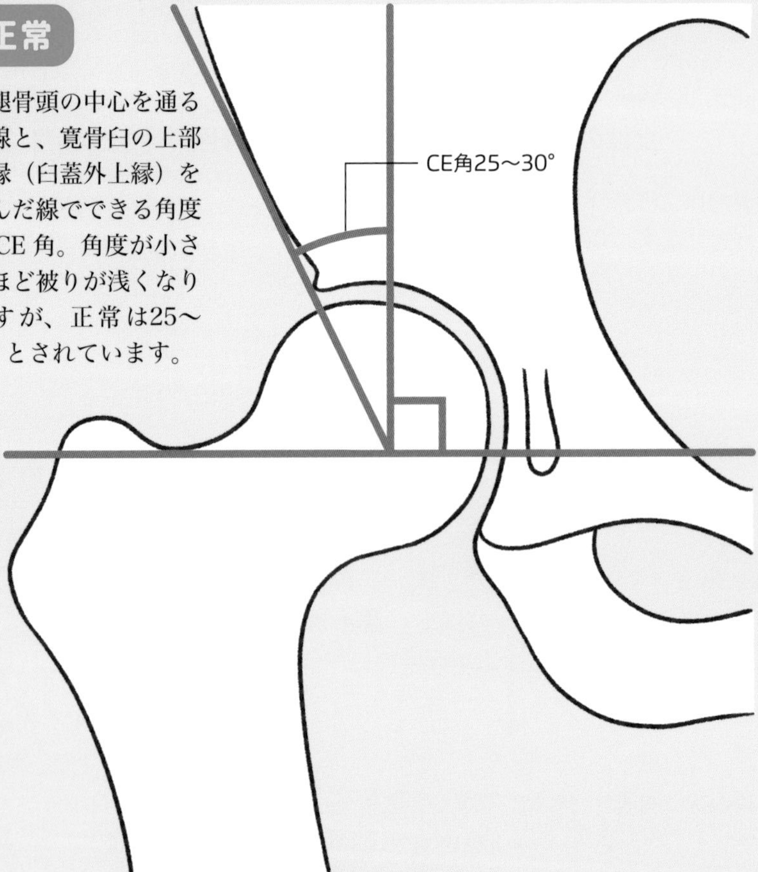

被りが浅い

CE角が20°以下で被りが浅い形成不全と診断されます。被りが浅いと動かしやすい反面、関節面の負担が分散されにくくなります。関節への負担が大きくなり、悪化しやすい形と言えます。

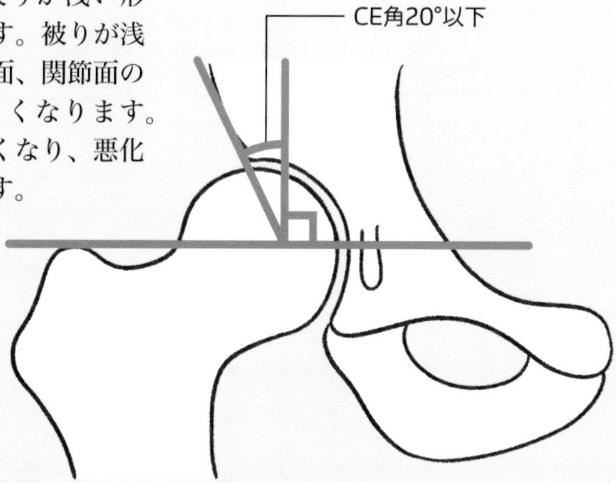

被りが深い

CE角35°以上は被りが深いと診断されます。被りが深すぎると、関節は動かしづらくなります。機能面での不具合につながったり、衝突（インピンジメント）の原因になったりする可能性もあります。

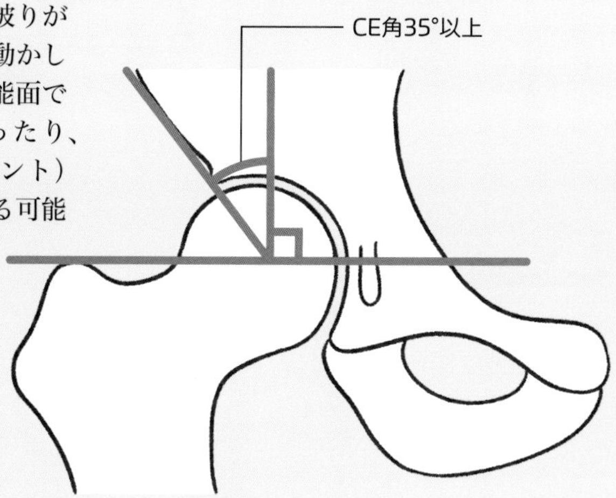

被りが深すぎても浅すぎてもダメ！

寛骨臼の被り方は、深すぎると動きが悪くなり、浅すぎると動かしやすいものの、股関節疾患のリスクが高くなります。股関節は、寛骨臼が適度に被り、適度に動くのがベスト。リスク管理として自分のタイプを知っておくとよいでしょう。

前方の被り方のタイプ

前方の寛骨臼の被り方は、大腿骨頸の前方へのねじれの角度である前捻角が関係しています。過度な前捻の場合は、関節の接合面が前にずれ、前方の被りが浅くなります。逆に後捻傾向にある場合は、被りが深くなります。もちろん、前方への被りは、前捻角だけでなく、寛骨臼の形態も影響しています。

正常

正常な前捻角は10〜15°とされています（P.19）が、前方へのねじれが正常であれば、寛骨臼と大腿骨頭の接合部が一致し、寛骨臼の前方の被り方も適度な状態になっています。

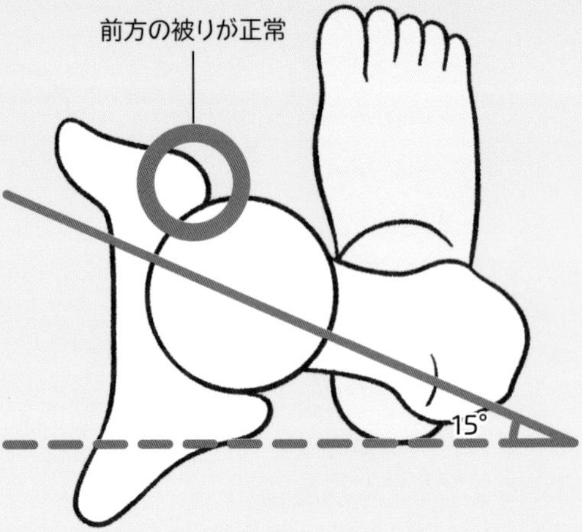

被りが浅い

前捻角が正常な角度より大きくなると、寛骨臼に対して大腿骨頭の接合部が前方にずれ、寛骨臼の前方の被り方が浅い状態になります。外側の被り方と同様に、前方の被りが浅いと、関節面の負担が大きくなります。骨盤の後傾や寛骨臼の形の影響で、前方の被りが浅くなることもあります。

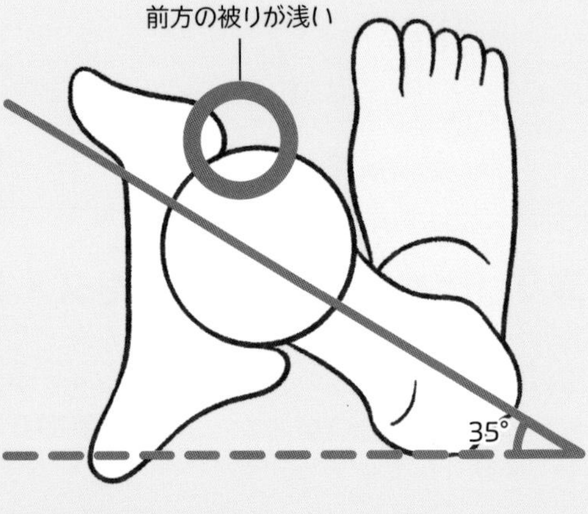

被りが深い

通常は適度に前捻するものですが、なかには後捻傾向のケースもあります。その場合は、寛骨臼に対して大腿骨頭の接合部が後方にずれ、寛骨臼の前方への被りが深くなります。骨盤の前傾や寛骨臼の形の影響で、前方の被りが深くなることもあります。

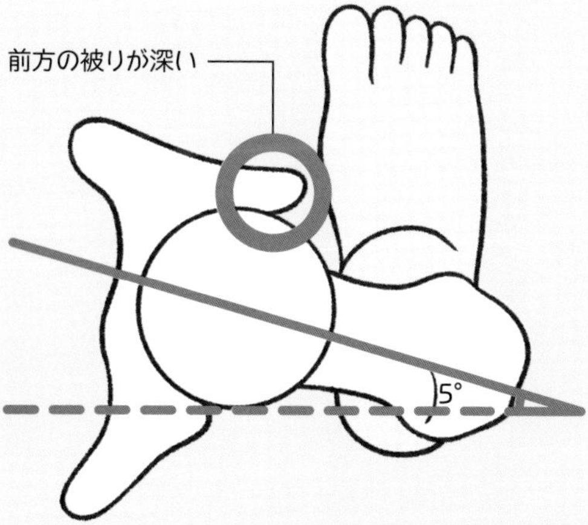

姿勢の乱れで形成不全と同じ状態に！

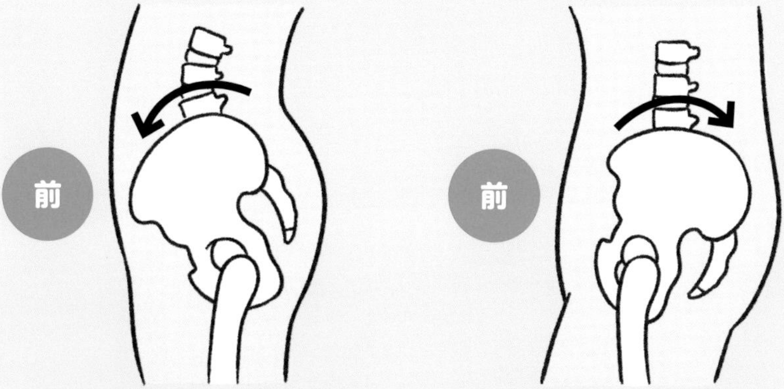

反り腰で前被りが深くなる　　猫背で前被りが浅くなる

反り腰や猫背といった不良姿勢は、被り方に問題がなくても形成不全と同じ状態になります。反り腰は骨盤が前傾し、猫背は骨盤が後傾します。すると、寛骨臼の屋根も同様に前後にずれ、被り方に問題が生じるのです。

寛骨臼の形成不全から変形性股関節症になりやすい

日本人の変形性股関節症の患者は女性が９割。その原因のひとつにCE角の小ささがあります。日本人のCE角はもともと小さいのですが、女性はさらに小さく、被りの浅い形成不全から変形性股関節症に発展するケースが多く見られます。

基礎知識
5

もはや運命共同体!?
腰やひざとの密な関係

腰と股関節、ひざは連動している

人間は、背骨、骨盤、股関節、ひざなどの位置関係や傾きを調整しながら、まっすぐ立つためにバランスをとっています。股関節が悪くなると、バランスを保てなくなるため、ひざや腰を曲げて調整しようとします。このような**姿勢や動きの帳尻合わせの動作を「代償動作《だいしょうどうさ》」**といいます。

股関節の形状には問題がないのに、このような**代償動作の影響で、形成不全になる**場合もあります。

例えば、前に弯曲《わんきょく》していた腰の骨が、加齢とともに後ろに弯曲してくることが多くなります。すると、骨盤が後傾し、寛骨臼の被りが浅くなる形成不全になるのです。

また、寛骨臼の形成不全からひざのバランスを崩し、ひざ痛を引き起こすこともありますし、逆にひざの痛みから股関節の問題を招いたり、そこから腰痛につながったりするケースもあります。

このように、**股関節は、腰やひざとバランスをとり合う、運命共同体のような深い関係**にあります。いずれかに問題が生じれば、互いに連動して不具合が連鎖する場合もあるのです。

股関節と連動してバランスをとる

**姿勢や動きには、そうならざるを得ない理由が？
よくも悪くも、まっすぐ立つためのバランス調整。**

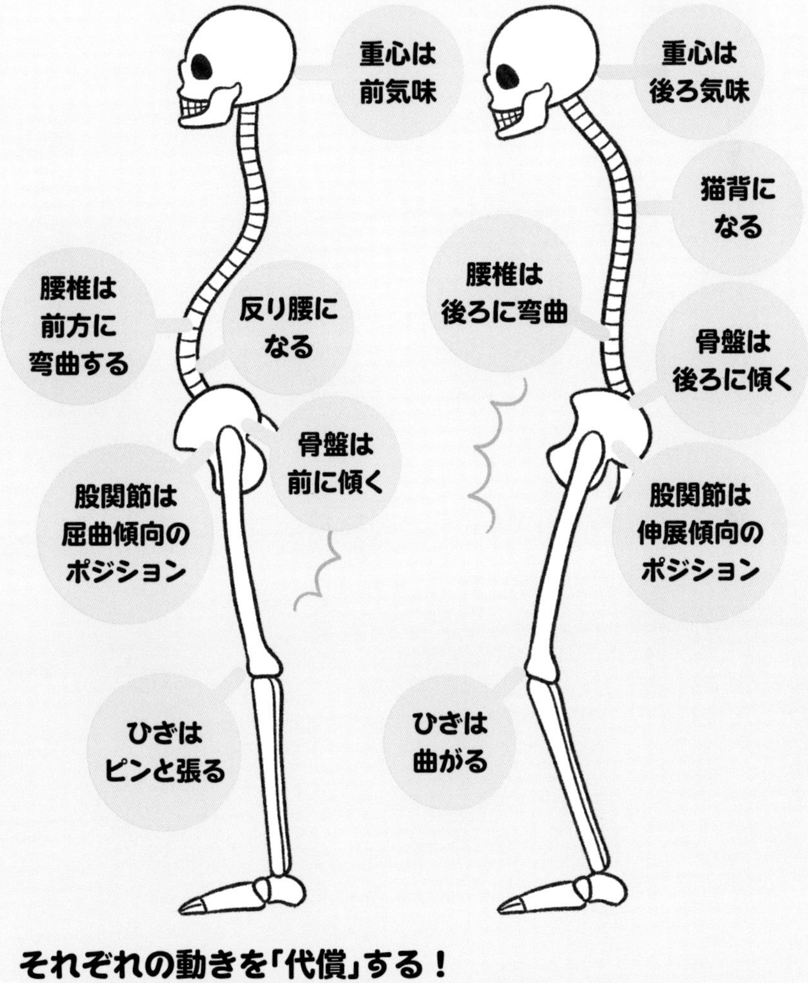
重心は
前気味
腰椎は
前方に
弯曲する
反り腰に
なる
骨盤は
前に傾く
股関節は
屈曲傾向の
ポジション
ひざは
ピンと張る
重心は
後ろ気味
猫背に
なる
腰椎は
後ろに弯曲
骨盤は
後ろに傾く
股関節は
伸展傾向の
ポジション
ひざは
曲がる

それぞれの動きを「代償」する！

骨格の構造上、背骨や骨盤、股関節、ひざが連動して、まっすぐ立つためにバランス（代償動作）をとっています。上のイラストのように、背骨の弯曲が骨盤の傾きに影響し、股関節の位置を決め、ひざの角度を変えてしまうのです。

基礎知識 6

知らないうちに股関節に負担をかけている？

長い年月のクセが股関節に影響する？

　日本における変形性股関節症の原因は、ほとんどが形成不全などの既往症《きおうしょう》によるもので、日常の動作が直接的な原因となることは少ないとされています。健康な股関節を持った人が、日常動作の影響で急に悪くなるということは、ほとんどありません。

　しかしながら、**股関節はゆっくりと時間をかけて悪くなっていく**ケースが多いため、もともと日常に支障はないレベルの形成不全があった場合に、**負担のかかる姿勢や動作を続けていると、少なからず影響は出てくる**ものと考えられます。

　普通に立つだけでも、股関節には体重の負荷がかかっています。片側だけで体重の3～4割がかかるとされ、その負担は小さくありません。

　例えば、片脚に寄りかかるように立つクセや、骨盤を後傾させて座る「仙骨《せんこつ》座り」などは、寛骨臼の形成不全と同じような状態になるため、**股関節に余計な負担をかける**ことになります。

　また、歩行や階段昇降などは、思っている以上に股関節への負荷がかかるため、できるだけ**負担の少ない姿勢や動作を意識する**ことも大切です。

過度に偏った姿勢や動作に注意！

**日常で何気なくとってしまう姿勢や動作。
実は気づかぬうちに股関節に負担をかけている可能性も!?**

こんな姿勢や動きに要注意！

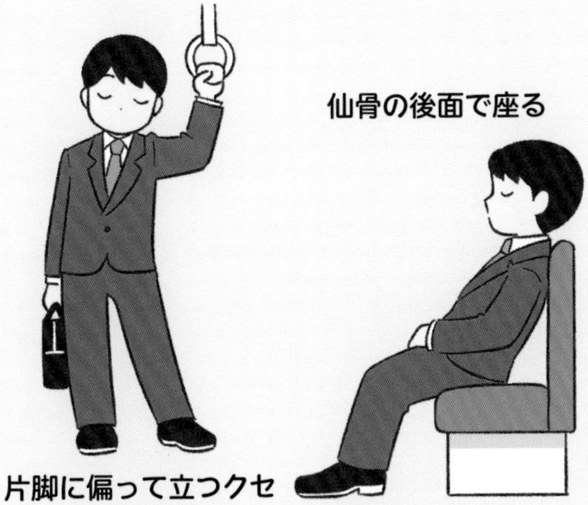
仙骨の後面で座る
片脚に偏って立つクセ

骨盤を後傾させ、背骨の末端である仙骨の後面で座る「仙骨座り」。また、片脚に体重をかけ、骨盤を横に突き出すような立ち方。これらは骨盤の傾きに影響し、寛骨臼の被りが浅い形成不全のような状態になるので注意しましょう。

意外とかかる股関節への負担

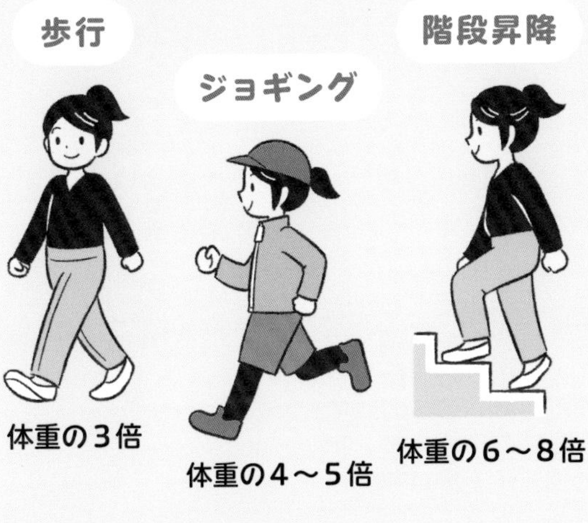
歩行
ジョギング
階段昇降
体重の3倍
体重の4～5倍
体重の6～8倍

普通に歩くだけで、実は体重の３倍の負荷が股関節にかかっているとされます。さらにジョギングになると体重の４～５倍、階段昇降においては６～８倍もの負荷がかかるとも。体重に気をつけたり、負担の少ない動作や姿勢を意識したりすることも大切です。

基礎知識 7

股関節の問題は全国で100万人が悩んでいる！

股関節に悩む人は決して少なくない

「変形性股関節症診療ガイドライン２０１６」によると、日本全国の変形性股関節症の有病率（形成不全レベルも含む）は、１・０〜４・３％とされ、少なく見積もっても**100〜120万人を超える人々が、股関節に問題を抱えている**とされます。一方、潜在的な変形性股関節症の有病者数は１２００万人と推定するデータも。また、日本では男性より女性の発症が多く、**発症年齢の平均は40〜50歳**。複数の研究報告を比べると、特に50代に多く発症しているようです。日本ではもともとの寛骨臼形成不全から股関節症に進行するケースが多いため、**遺伝の影響が欧米よりも大きい**と考えられます。ちなみに、変形性股関節症の有病率は、欧米よりも日本のほうが低いことが報告されています。

また、日本における**人工股関節の置換手術は、年間に約7万件**も行われています。

このように、股関節に悩みを抱えている人の数は、思っている以上に多いことがわかります。現代の日本において、股関節疾患は、決して珍しい病気ではなく、むしろ身近な問題なのです。

日本における有病率は1.0～4.3％!?

股関節の問題は、一般的には少ないイメージがありますが、実は100万人規模で存在する身近な問題です！

股関節に問題がある人は全国で約100万人!?

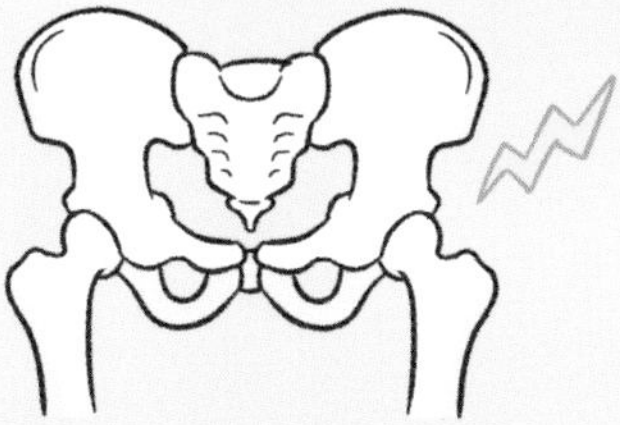

複数の研究の診断基準によって数値に差がありますが、X線（レントゲン）検査で調査した日本人の変形性股関節症の有病率は、1.0～4.3％とされ、少なくとも100～120万人と推計。別の研究では1200万人と推定するデータもあります。

股関節の悩みは女性が多い

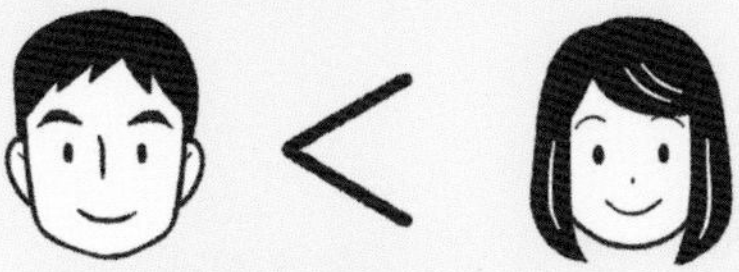

日本の変形性股関節症は、女性に多く見られます。有病率は、男性が０～2.0％、女性が2.0～7.5％と明らかに差があります。

人工股関節の手術は年間約７万件

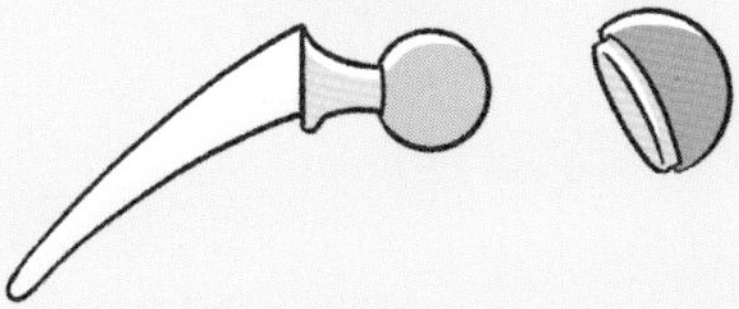

日本人工関節学会のホームページによると、人口股関節の置換手術は全国で年間約７万件も実施されています。

発症年齢の平均は40～50代

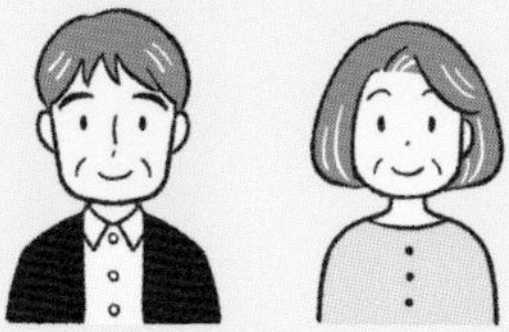

股関節に痛みを感じるようになった年齢の平均は、40～50歳ですが、複数の研究を見ると50代の発症が多いようです。

遺伝の影響もある

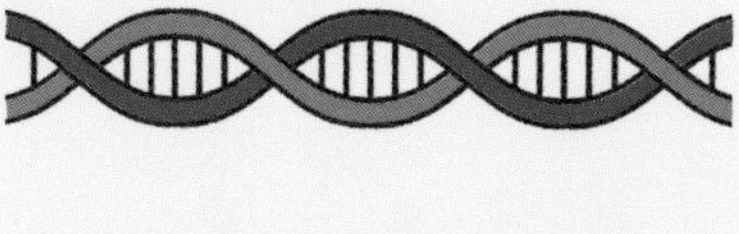

日本では寛骨臼の形成不全を原因とする股関節症が多いため、生来の寛骨臼の形状、つまり遺伝の影響もあると考えられます。

基礎知識 8

股関節の衰えがサルコペニアやロコモを招く！

正常な股関節の機能が健康長寿につながる

高齢化が社会問題化して以来、**「サルコペニア」**や**「ロコモティブシンドローム」**という概念が注目されるようになりました。

これらは、筋肉量が減少したり、筋力が低下したりで、運動機能に支障が出てくることを表します。そこから、虚弱化して寝たきりになり、やがて死亡してしまうケースも少なくありません。ゆえに、**正常な運動機能を長く維持することが、健康寿命につながっていきます**。

運動機能を支えている重要なパーツのひとつが、股関節です。**高齢になるほど、股関節の重要度は高まる**といっても過言ではありません。

実際、大腿骨の首の部分を骨折してしまう「大腿骨頸《けい》部《ぶ》骨折」の5年生存率は45・6％。一方、死因の上位であるがん全体の5年生存率は66・4％ですから、がんよりも**大腿骨頸部骨折のほうが生存率は低い**のです。

これは、骨折で動けなくなったことで、運動機能が低下し、筋肉量の減少などの衰弱が進んで、やがて生命に危険が及んでしまうことを表しています。

高齢者には股関節が「命綱」となる!?

**高齢者の健康を維持するには、自力で歩けることが大切。
股関節の健康が生命を守ります！**

大腿骨頸部骨折の5年生存率はがんより低い！

寝たきりから体力が減退

「大腿骨頸部／転子部骨折診療ガイドライン」によると、60歳以上の大腿骨近《きん》位《い》部《ぶ》骨折の患者534例を調べたところ、受傷後５年の生存率は45.6％。骨折をきっかけに寝たきりとなり、衰弱してしまうことが大きな理由と考えられます。

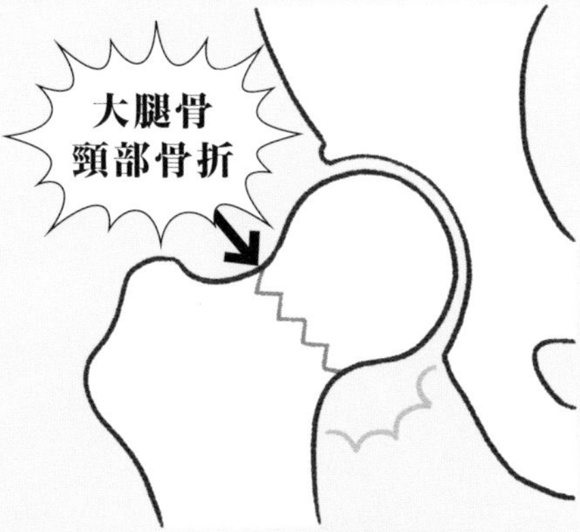

5年生存率45.6%

生活の質の維持には股関節の健康が欠かせない

ロコモティブシンドローム

＝

運動器の機能低下
（移動機能の低下）

↓

移動機能は股関節が支える！

高齢者のQOL（生活の質）を考えるとき、自力で歩けることは重要な要素です。股関節の問題をきっかけに歩行が困難になると、ロコモティブシンドロームなどにつながり、体力減退を引き起こすリスクが高まります。股関節の健康が元気の源になります。

股関節の健康状態をチェック！

③つの股関節力テスト

股関節を動かしたときに痛みがないか？
動かせる範囲に問題はないか？　筋力の低下はないか？
など、3つのテストで股関節の機能をチェック！

トーマステスト

股関節を曲げたときの硬さ（拘縮）を調べる！

❶

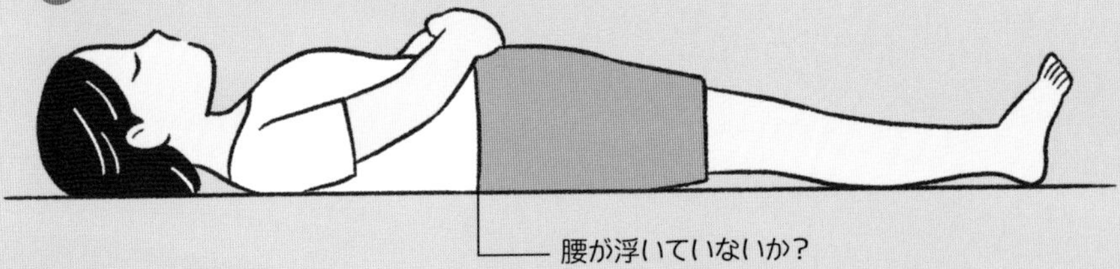

あお向けになり、腰と床の隙間が大きくないかをチェック

❷

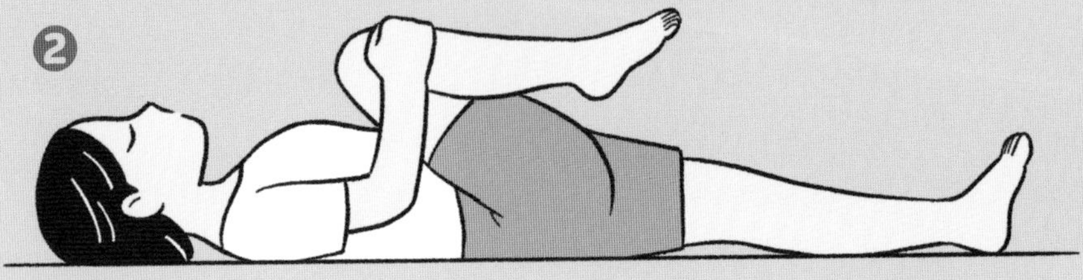

片脚のひざを引きつけたとき、反対側の脚がついてきていないかをチェック

片側のひざを上げたときに、反対側の脚も上がってくると、股関節が屈曲状態で固まっていたり、股関節を屈曲させる筋肉が硬くなっていたりすることがわかります。

パトリックテスト

股関節由来の痛みの有無をチェック！

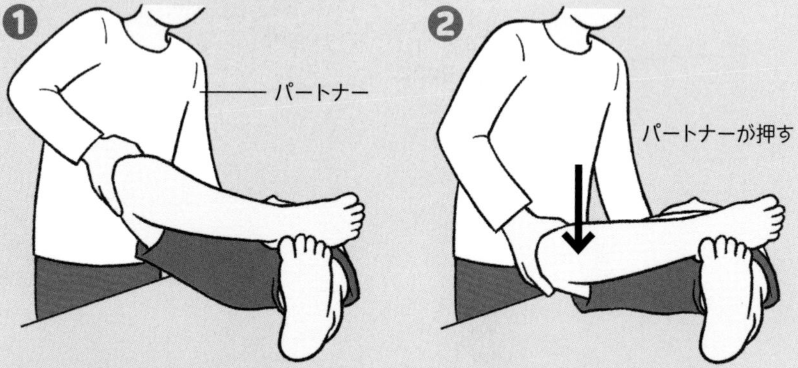

脚を４の字に組む　　上からひざを床側へ押す

脚を４の字にすると、股関節は屈曲・外転・外旋のポジションに。上からひざを押したときに、股関節に痛みがあると、股関節になんらかの問題がある可能性があります。

デュシャンヌ徴候＆トレンデレンブルグ徴候

二足歩行を支える中臀筋の筋力をチェック！

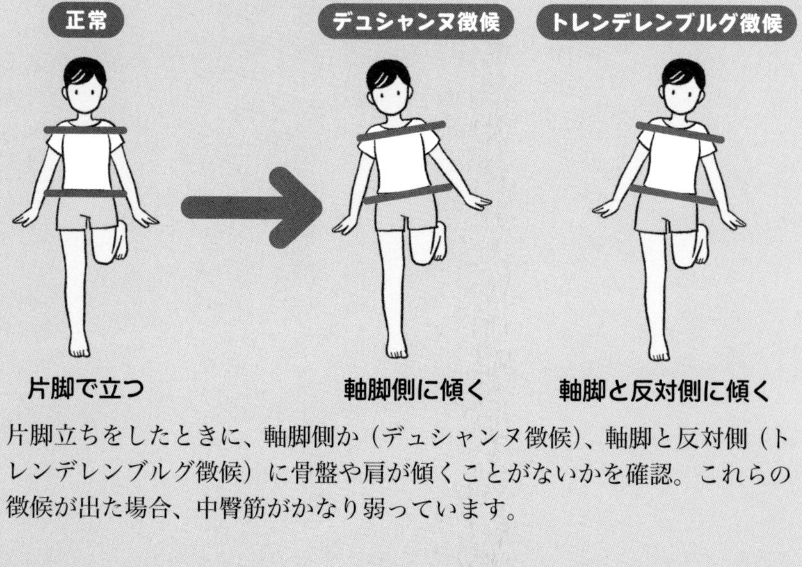

片脚で立つ　　軸脚側に傾く　　軸脚と反対側に傾く

片脚立ちをしたときに、軸脚側か（デュシャンヌ徴候）、軸脚と反対側（トレンデレンブルグ徴候）に骨盤や肩が傾くことがないかを確認。これらの徴候が出た場合、中臀筋がかなり弱っています。

基礎知識

9

股関節にこんな症状があったら一度病院へ！

股関節の問題は自覚症状での判断が難しい

実は、股関節の問題を一般の方が見抜くのは難しいというのが実状です。痛みの感じ方は人それぞれなので、「大したことない」と思っていても重症だったり、深刻な痛みを感じていても軽症だったりします。**自覚症状での判断は難しいので、悩むのであれば一度病院へ行って検査を受けてみたほうがよい**と思います。

例えば、**鼠径部《そけいぶ》に痛みがある、脚のつけ根を動かしづらい、立ち上がるなどの日常動作で難しい動作がある、違和感に悩んでいる**といったことを感じているなら、整形外科などで検査を受けてみましょう。異常が見つかれば、早期に治療ができますし、問題がなければ安心できます。

また、股関節が痛いのに実は腰に問題があったり、ひざが痛いのに股関節の問題だったりするケースもあります。いずれにしろ、検査してみないことには、問題を見つけることはできないのです。

なかには、特発性大腿骨頭壊死症《とくはつせいだいたいこっとうえししょう》や急速破壊型《きゅうそくはかいがた》股関節症のように**早く治療すべきケース**もあります。気になるなら、早めに病院へ行きましょう。

股関節の問題の見極めは難しい？

自覚症状と病状は必ずしも一致しない？
股関節の問題は、検査してみないとわかりません！

こんなときは一度病院で検査を！

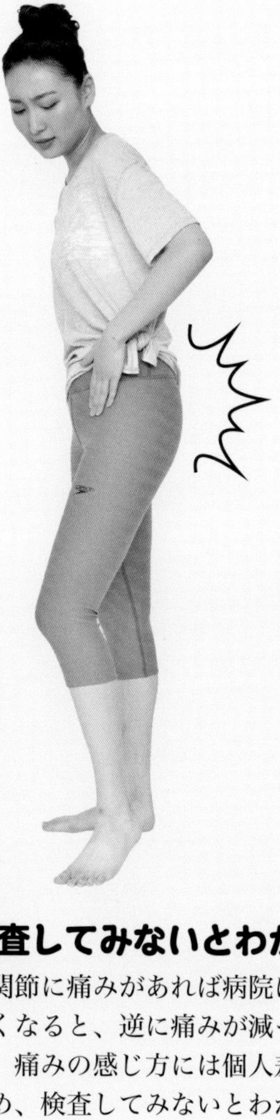

股関節

痛みがある

脚のつけ根やお尻、ひざの上部などに、歩き始めや階段昇降時に痛みを感じる。

動かしづらい

太ももを前後左右に動かしづらい、脚を引きずるなどの運動障害がある。

日常動作が難しい

歩けない、あぐらをかけない、床に座れないなど、日常動作に苦手な動きがある。

悩んでいる

ものすごく痛いわけではないけれど、股関節に違和感があって思い悩んでいる。

検査してみないとわからない

股関節に痛みがあれば病院に行くと思いますが、症状が進んで関節が動かなくなると、逆に痛みが減ってくることもあり、病院に行かなくなることも。痛みの感じ方には個人差があり、痛みと病状が一致するわけでもないため、検査してみないとわからないのが実状です。

＼病院ではこんな感じ！／

股関節の主な診察・検査とは？

実際に病院へ行ったとき、
どのような診察や検査があるのでしょうか？
主な内容を紹介します！

問診

形成不全（先天性の脱臼）の既往歴や家族歴、これまでの職歴と期間、スポーツ歴、外傷歴など股関節症の原因となり得る過去の状況を確認します。また、日常における痛みの感じ方などを問診し、危険因子を探っていきます。

機能テスト

股関節症の痛み、可動域などの股関節機能、歩行能力、生活動作などの評価基準（日本整形外科学会股関節機能判定基準など）をもとに、医師記入式、患者記入式の機能テストを実施します。

画像検査

日本では形成不全に起因する変形性股関節症が多いため、画像検査でCE角やSharp角（P.21）を調べ、形成不全の程度を確認します。また、画像診断の方法も数種あり、股関節の細かい状態を確認することができます。

● 単純X線検査
X線を照射して画像化する検査。一般的に最も多く利用される。

● エコー
超音波を照射し、反射した超音波を画像化。滑膜や骨棘《こつきょく》（P.73）の確認に有用。

● CT
X線で断層撮影し、立体的に画像化。立体画像で詳細な情報がわかる。

● MRI
磁気と電波で断層撮影し、立体的に画像化。軟骨や股関節唇の確認も可能。

要注意！ 早く病院に行ったほうがよい病気

成人の場合は、特発性大腿骨頭壊死症。壊死するだけでは痛みがなく、関節がつぶれて初めて痛みを感じます。また、急速破壊型股関節症は、比較的健康な状態から半年〜１年で股関節が破壊されます。子どもの場合は、大腿骨頭すべり症や化膿性股関節炎。具体的にどこが痛むのか表現できず、発見が遅れる場合もあります。我慢せずに、病院で一度検査を受けてみましょう。

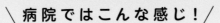

第2章

実は股関節が犯人⁉ 股関節の痛みのメカニズム

股関節と痛みや病気との関係とは？

思いがけない痛みや病気のリスクも！

日本では、寛骨臼形成不全などのもともとの問題から変形性股関節症に進行するケースがほとんどです。しかし、形成不全があるからといって、必ずしも股関節症になるとは限りませんし、どのような症状となって影響するかは予測できません。そのため、痛みや病気の原因について、関連性については語れますが、特定できるものではないことは理解しておきましょう。

P.40でも解説しましたが、**股関節は、背骨や骨盤、ひざといった部位とバランスをとるために連動する関係**にあります。そのため、腰や下半身になんらかの痛みが発生した場合、股関節が関係しているケースも多々あります。

寛骨臼の形成不全があるために、骨盤が後傾して、それが腰の痛みにつながる可能性もありますし、さらに下方のひざの負担が増して、ひざ痛を起こしたりもします。そこから変形性膝《しっ》関節症に発展するケースもあります。

股関節の問題は、**あらゆる痛みや病気と関連するリスク**もあるのです。

寛骨臼形成不全から長い時間をかけて痛みに！

**今そこにある危機ではないけれど、
時間をかけて痛みや病気を引き起こす！**

寛骨臼形成不全の影響は予測できない

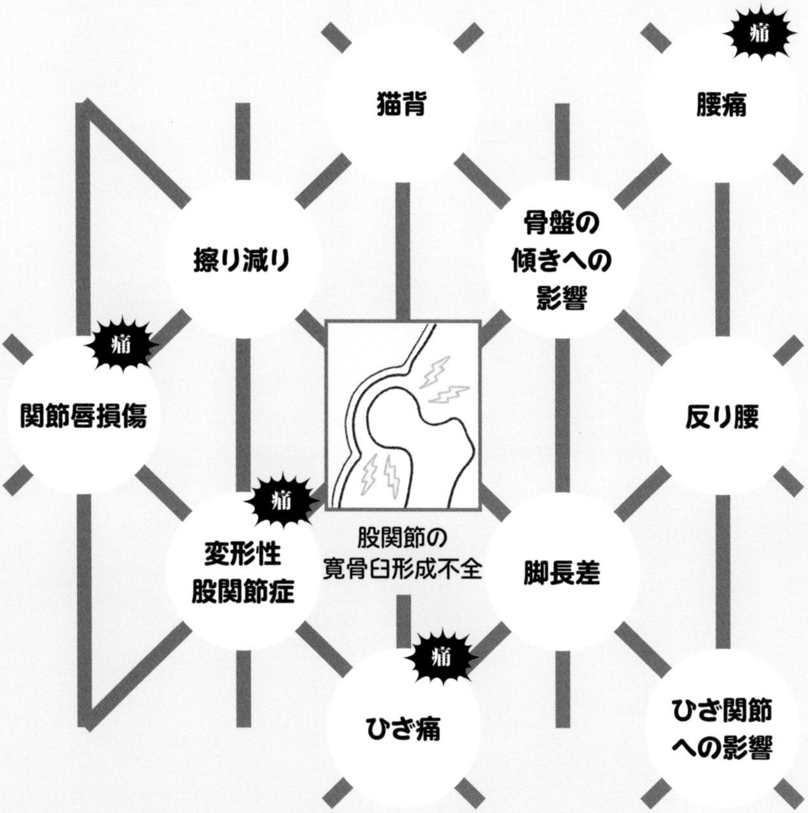
猫背
腰痛
痛
擦り減り
骨盤の傾きへの影響
痛
関節唇損傷
反り腰
痛
変形性股関節症
股関節の寛骨臼形成不全
脚長差
痛
ひざ痛
ひざ関節への影響

さまざまな理由が関連しながら痛みにつながる

股関節の形成不全は、それがどのように影響するかは、さまざまな要素が絡んでくるため予測不能ともいえます。ただし、問題があれば、その代償動作として影響が出るため、問題の火種はカラダのどこかに飛び火する可能性はあります。

実は股関節が影響!?

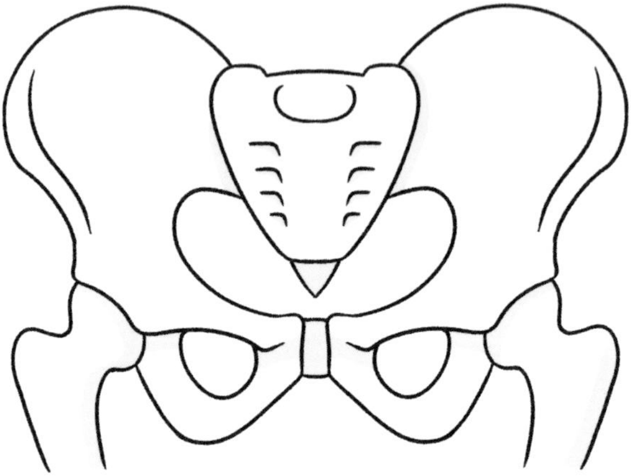

股関節と身近な痛み

腰痛 ➡ P.57　ひざ痛 ➡ P.60　X脚 ➡ P.62　O脚 ➡ P.63
猫背 ➡ P.64　反り腰 ➡ P.65　足首痛 ➡ P.66　扁平足 ➡ P.67

股関節が関連する身近な痛みを解説

股関節の疾患ではないけれど、**股関節が関連しているケースの身近な痛み**を解説します。

股関節と連動している背骨や骨盤、下半身の問題が中心。一見して股関節とは無関係のような症状も、実は連動のしくみによって悪影響を及ぼしている場合があります。

最近では、ヒップスパイン症候群（P.58）や、外反膝変形《がいはんしつへんけい》（P.60）のような股関節連動による障害も注目されています。身近な痛みと股関節は、どのように関わっているのでしょうか？

股関節と身近な痛み❶

腰痛

どんな悩み？

慢性的な腰痛の場合、腰の骨や周辺の筋肉に持続的な鈍い痛みを感じます。発症には、骨や筋肉、内臓の問題やストレス、加齢、肥満、姿勢の悪さなど、さまざまな要因があり、原因不明のものも少なくありません。

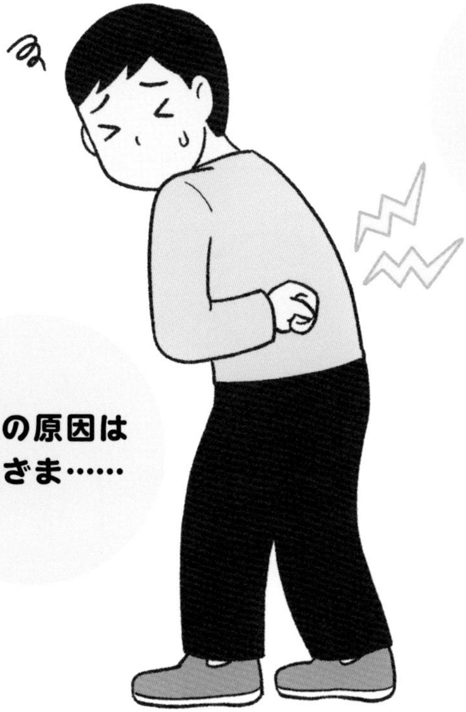

股関節と腰痛の関係は深い！

腰痛の原因はさまざま……

股関節の影響

ヒップスパイン症候群の影響も！

腰痛の原因のひとつとして、股関節と腰の骨（腰椎《ようつい》）との連動があります。股関節に形成不全があると、それが骨盤の傾きに影響し、さらに腰椎が前後に彎曲してきます。この彎曲によって腰の負担が増し、痛みの原因に。このような障害をヒップスパイン症候群（P.58）といいます。

ヒップスパイン症候群のしくみって？

寛骨臼の形成不全がある場合、そのバランスをとる代償として骨盤が前後に傾きます。骨盤が傾くと、腰椎も前後に弯曲し、互いに連動する関係に。一方で、加齢などの影響で腰椎の形状が変化することで、逆に股関節が形成不全となる場合も。このように双方向に影響し合うのがヒップスパイン症候群です。

股関節と腰椎は互いに影響し合う！

例1 股関節から腰への影響

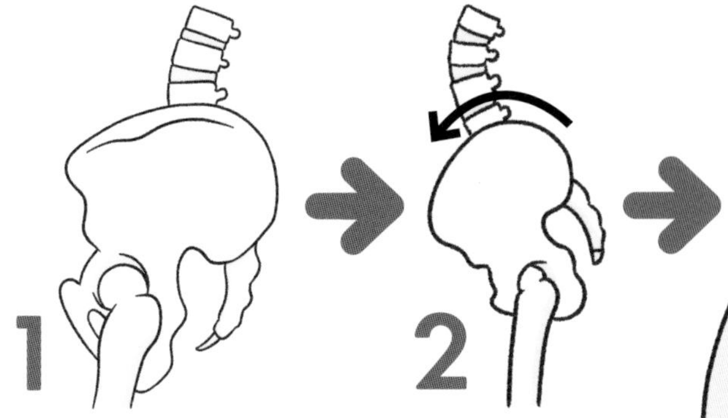

1 前への被りが浅い
寛骨臼タイプの場合

2 前方の浅い被りを
代償するために
骨盤が前傾する

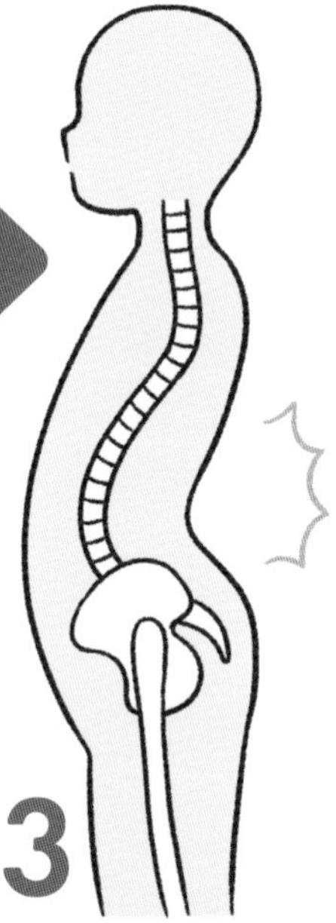

3 腰椎が前弯して
反り腰になり
腰への負担が
大きくなる

股関節→腰の場合は骨盤が前に傾くケースが多い

股関節の問題から腰痛になる場合。もともと股関節の形状に問題があると、割合として骨盤が前に倒れるケースが多く見られます。前方の浅い被りの影響で骨盤が前傾し、そこから反り腰の状態となって負担が増します。

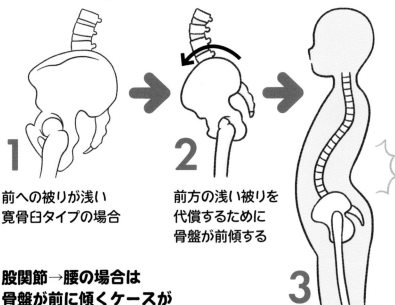

例2 腰から股関節への影響

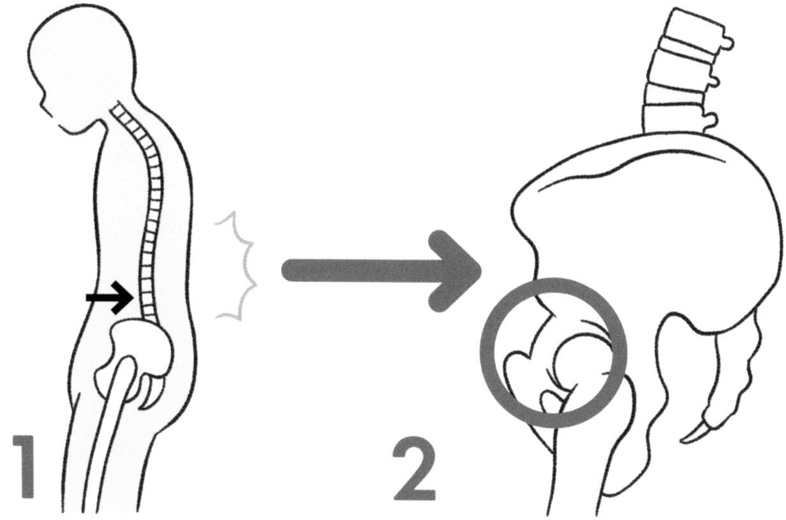

1 加齢によって腰椎が後弯し、骨盤が後ろに傾く

2 骨盤が後傾することで、前への被りが浅い寛骨臼タイプと同じ状態になる

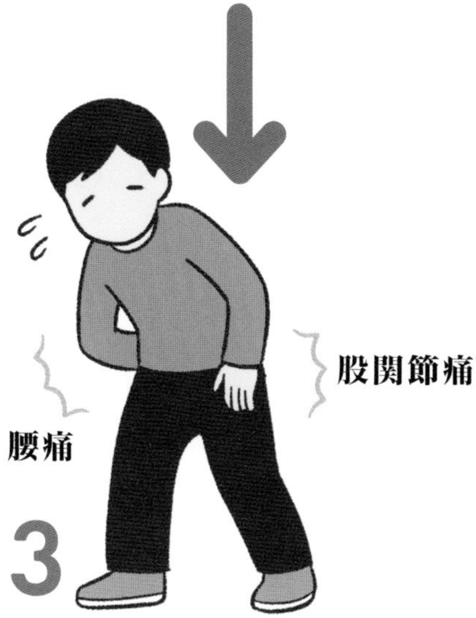

3 やがて腰痛と股関節痛を併発する場合も

腰の問題から変形性股関節症になるケースもある！

加齢による筋力低下や骨の形状変化の影響で、腰椎が後ろに弯曲してきます。すると、骨盤が後ろに傾いて、結果的に寛骨臼の前方の被りが浅くなります。股関節の形は正常でも、腰椎の影響で変形性股関節症になることも。

ひざ痛

どんな悩み？

ひざの痛みといっても、痛みの部位によって原因はさまざま。最も多いのは変形性膝関節症で、関節面の摩耗によって動かしづらくなったり、水がたまって腫れたりします。主に関節のねじれや過負荷によって発症します。

股関節とひざも互いに影響し合う！

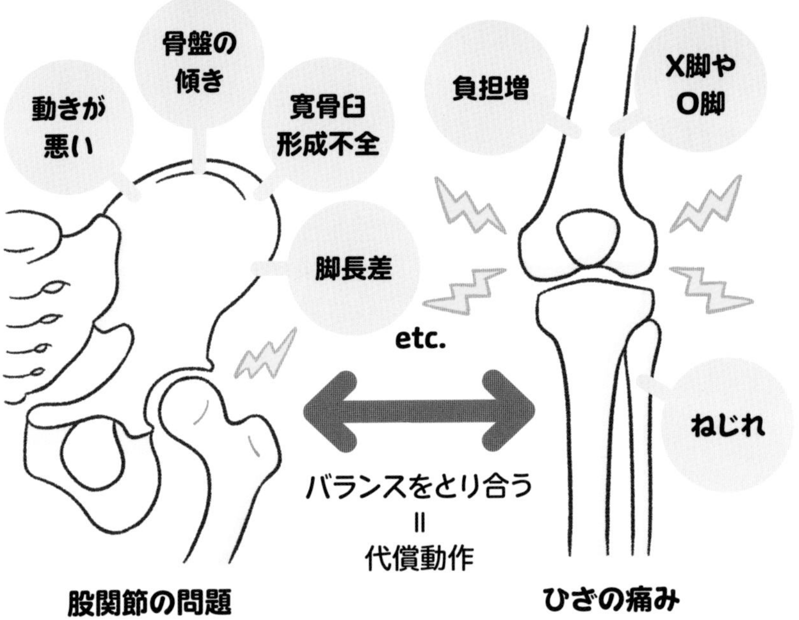

動きが悪い
骨盤の傾き
寛骨臼形成不全
脚長差
負担増
X脚やO脚
ねじれ
etc.
バランスをとり合う
=
代償動作
股関節の問題
ひざの痛み

股関節の影響

外反膝変形も股関節から

股関節に問題が生じ、拘縮して固まってしまうと、ひざでバランスをとることに。左右の脚長差も出てくるため、長いほうのひざを外側に反らせる（X脚）などの異常が起こり、それらが負担となって痛みにつながります。これを外反膝変形と言いますが、ひざにも連動の影響が生じます。

股関節の問題をひざでバランスをとる

例1　骨盤の傾き

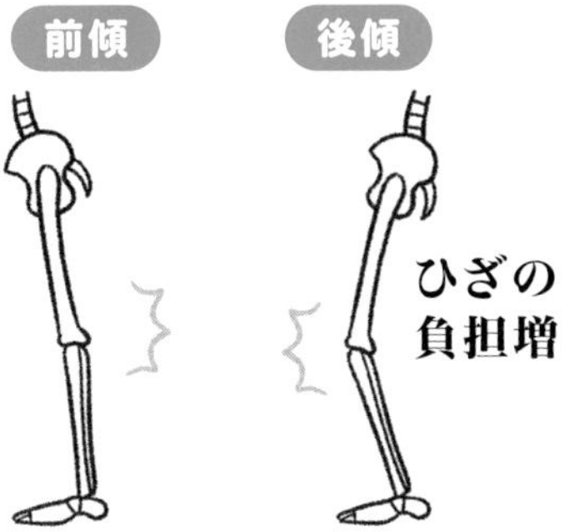
前傾
後傾
ひざの
負担増

骨盤が前後に傾くと、股関節やひざも連動し、前に曲がったり（屈曲）、ひざを後ろに突っ張ったりします。股関節の連動の動きでひざに負担がかかります。

例2　股関節の可動域が狭くなる

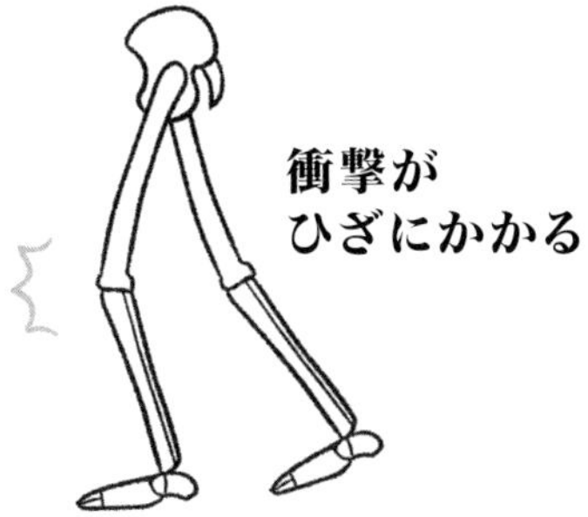
衝撃が
ひざにかかる

股関節が固まって動きづらくなると、体重の負担や地面の衝撃をバランスよく分散させることができず、ひざへの負担が集中する場合もあります。

例3　股関節の拘縮によって脚長差が出る

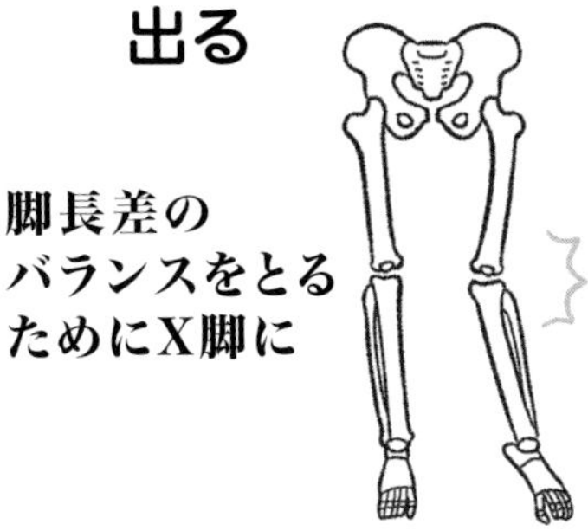
脚長差の
バランスをとる
ためにX脚に

股関節の問題で拘縮が起こり、左右の脚長差が出ると、ひざを外側に反らせる（外反膝＝X脚）などの代償動作が。ねじれの負担でひざに痛みが生じます。

例4　大腿骨にねじれ

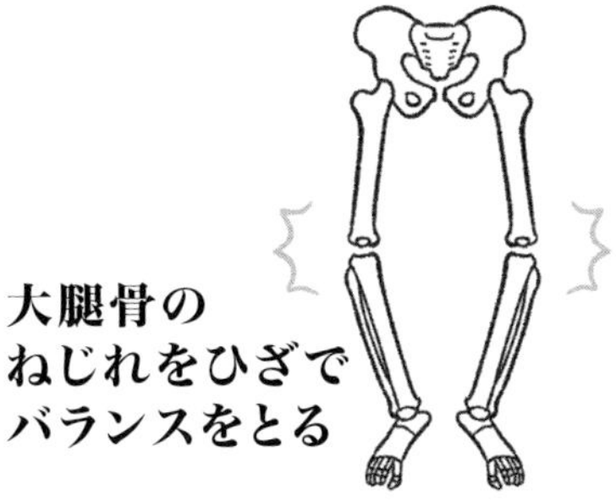
大腿骨の
ねじれをひざで
バランスをとる

大腿骨の形状や寛骨臼の形成不全などの影響で、大腿骨が過度に内外に向くと、それもひざでバランスをとることになり、ねじれの負担がかかります。

X脚

どんな悩み？

両ひざは内側についているのに、ひざ下が外側に反って（外反）Xの字に見える状態。外反膝とも呼ばれ、ひざの軟骨がすり減って変形性膝関節症に発展するリスクもあります。外反扁平足なども合併して起こしやすくなります。

股関節の拘縮による脚長差などの影響

例1 股関節が拘縮し、脚長差が生じたケースの影響

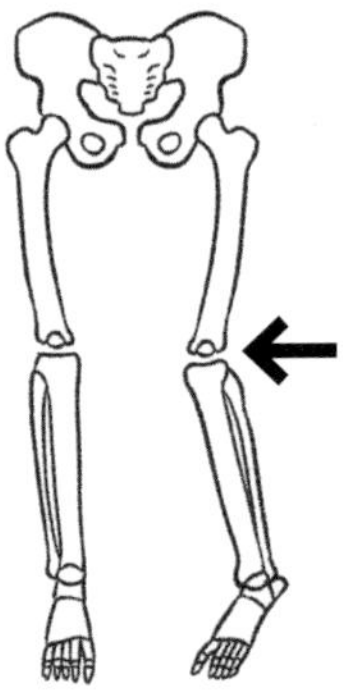

バランスをとるためにひざを外側に反らす

例2 寛骨臼形成不全のせいで大腿骨が内旋してしまう

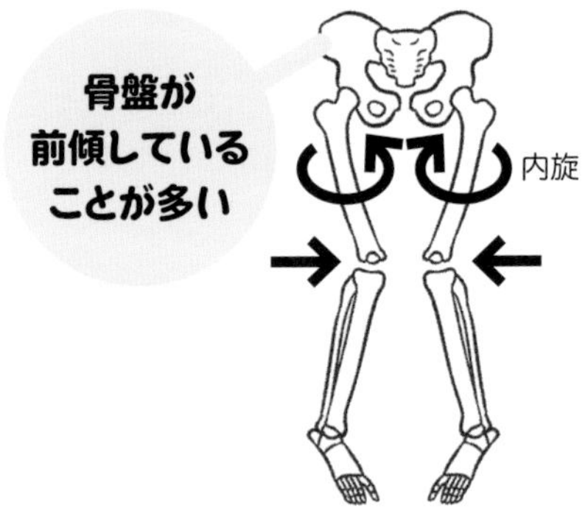

内股気味になり、自然とひざがついてしまう

股関節の影響

外反膝変形が関係する場合も！

股関節の拘縮によって、脚長差が生じ、バランスをとるためにひざが外側に反ってしまいます（外反膝変形）。また、大腿骨の形状や寛骨臼の問題で太ももが内側にまわり（内旋）、両ひざが内に入ってしまう場合も。このような場合は、股関節の問題を優先的に改善しなければいけません。

股関節と身近な痛み❹

O脚

どんな悩み?

普通に立った状態で、脚を閉じているつもりでも両ひざの間が開き、O の字に見える状態。股関節が外側にまわり（外旋）、太ももは外に向き、ひざ下が内側に入った（内反）形になります。同じく変形性膝関節症のリスクがあります。

骨盤が後傾していることの影響が大きい

例 骨盤が後ろに傾いたケース

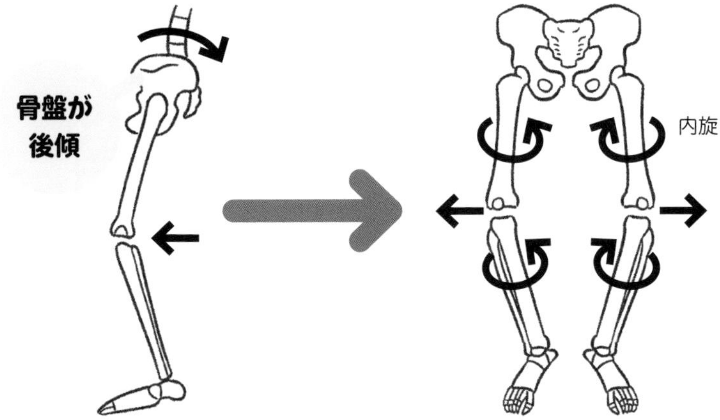

骨盤が後傾し、ひざは外向きに開きながら曲がる

大腿骨が外に開こうとするのを内旋でバランスをとる

股関節の影響

外に開こうとするひざを内側にまわす

骨盤の後傾や、前方の被りが浅い寛骨臼などの影響で、大腿骨が外側に開こうとするケース。バランスをとるために、脚全体に内側にまわそうとする力（内旋）が働き、結果、O 脚の状態になります。腰椎の連動から、ひざだけでなく、腰痛のリスクも高まります。

股関節と身近な痛み⑤

猫背

どんな悩み？

背骨は首の頸椎、胸部の胸椎、腰部の腰椎に分類されています。このうち、腰椎は、適度に前に弯曲しているのが正常な状態。しかし、筋力低下や加齢などの問題で後ろに弯曲してきます。すると、背骨全体が前かがみの姿勢（猫背）に。

ヒップスパイン症候群と同様の影響

例　前の被りが深い寛骨臼タイプのケース

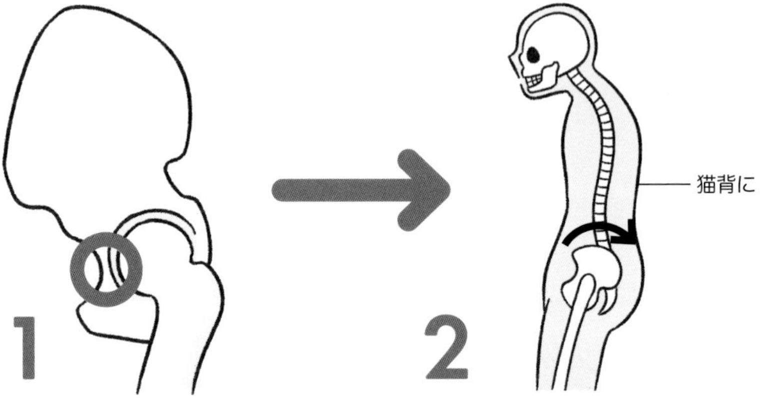

前の被りが深めの
寛骨臼タイプの場合

骨盤が代償動作で後傾し、
腰椎が後弯して猫背に

股関節の影響

股関節の前方の被りが深い場合に骨盤が後傾

寛骨臼の前方の被りが深い場合、代償動作で骨盤が後傾してしまうことも。骨盤が後傾していれば、バランス的に腰椎も後ろに弯曲していることになるので、姿勢が全体的に前かがみの猫背になることが考えられます。また、ひざの問題からの連動で腰椎に影響している場合も。

股関節と身近な痛み❻

反り腰

どんな悩み？

猫背とは逆に、腰椎が過度に前弯（前方に弯曲）することで、骨盤も前傾する形となり、お尻を後ろに突き出したような反った姿勢になります。腰に負担がかかるため、腰痛を併発しているケースが多く見られます。

猫背と前後逆の影響が出た結果

例 前の被りが浅い寛骨臼タイプのケース

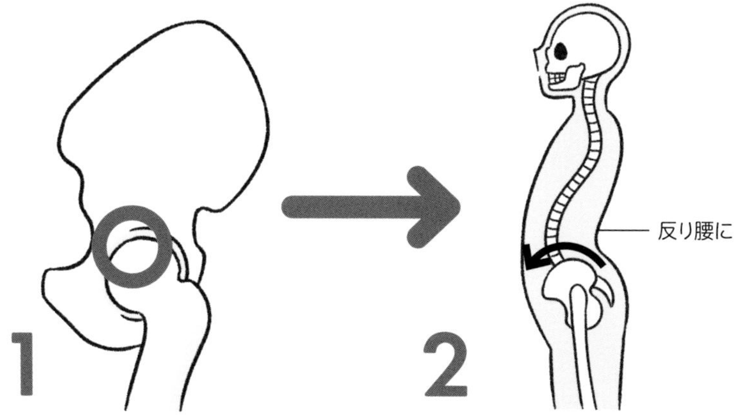

1 前の被りが浅めの寛骨臼タイプの場合

2 骨盤が代償動作で前傾し腰椎が前弯して反り腰に

股関節の影響 股関節の前方の被りが浅い場合に骨盤が前傾

寛骨臼の前方の被りが浅い場合、骨盤が前傾してしまうことも多く見られます。被りが浅いと、代償動作で骨盤を前傾させて不足した屋根を補おうとすることが多く、反り腰になりやすい状態となります。ひざを後方に突っ張ることが多く、ひざが痛む場合も。

股関節と身近な痛み❼

足首痛

どんな悩み？

足首の痛みは、正常にまっすぐ立つことができれば、ほとんど起こりません。痛みがあるのは、足首が外側や内側に反ったり、ねじれたりした場合。こうした動作の影響で、軟骨がすり減って変形性足《そく》関節症に発展するリスクもあります。

股関節を含む脚の問題が負担に！

例1 股関節の動きが悪くなったケース

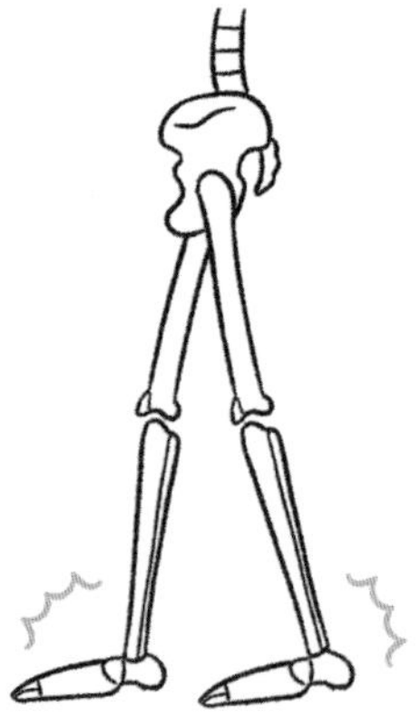

衝撃吸収機能が低下し、足首の負担増

例2 寛骨臼形成不全により股関節が外旋

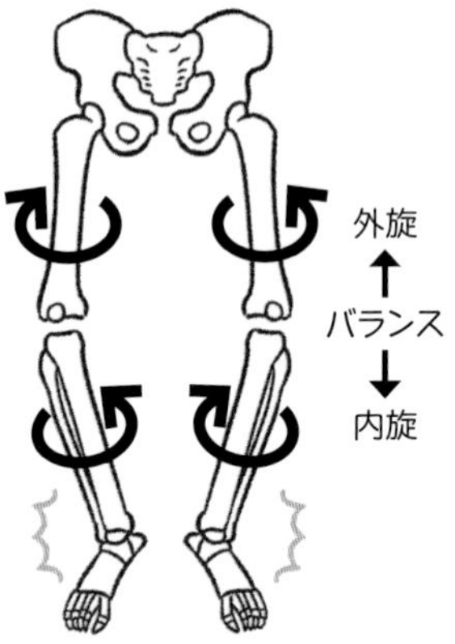

ひねりのバランスをとるために足首の負担増

股関節の影響　股関節との連動に問題が生じてしまう

股関節が拘縮して固まってしまうと、ひざ、足首と続く衝撃吸収の連動にエラーが生じ、足首への負担が増えてしまいます。また、形成不全の影響で、大腿骨が外側にまわる（外旋）などし、そのバランスをとるために、ひざ下が内旋。このねじれの影響が足首の負担になる場合もあります。

股関節と身近な痛み❽

扁平足

どんな悩み？

扁平足は足裏の土踏まず（縦アーチ）がつぶれてしまい、衝撃吸収の力が働かなくなった状態。長時間の歩行や、立ち仕事などによって、足裏やふくらはぎに疲労感や痛みを感じるのが主な症状です。

股関節の問題が末端にも影響！

例1　脚のねじれが影響するケース

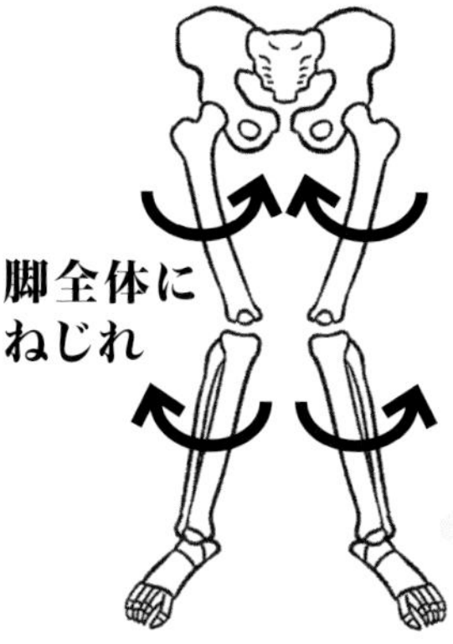

足首が外反して足底のアーチをつぶしてしまう

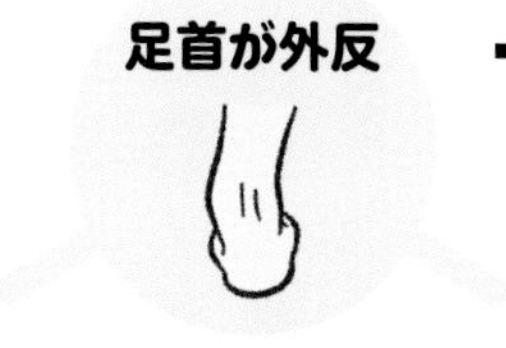

例2　股関節の拘縮による脚長差が出る

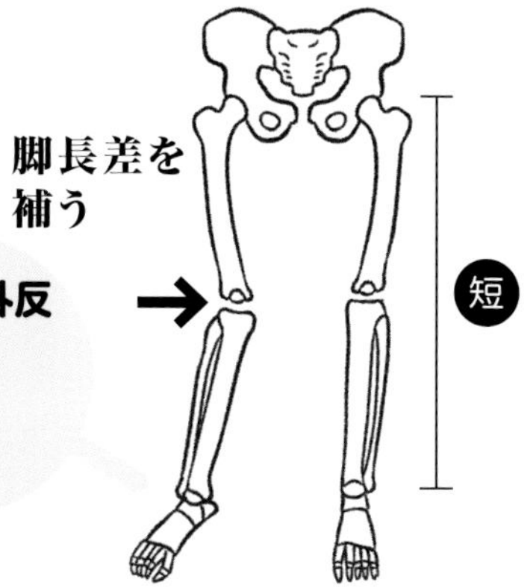

ひざが外側に反り、足首が外反して足底アーチをつぶしてしまう

股関節の影響　股関節の連動で足首が外反する

股関節が拘縮して固まってしまうことで、ひざが外側に反ってしまう外反膝変形。これにより、足首も外反して足裏アーチをつぶしてしまいます（外反扁平足）。また、股関節の形成不全が影響し、脚長差や脚全体にねじれが生じ、その代償動作として足首が外反してしまうケースも。

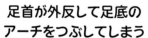

股関節と痛みや病気 2

股関節はゆっくり時間をかけて悪くなることが多い！

幅広い年齢層を悩ませる股関節の病気

身近な痛みに続き、ここからは主な股関節の病気や障害について解説していきます。

股関節の代表的な疾患は、日本で１００万人超が悩んでいるとされる**変形性股関節症**です。これには、一次性（健康な股関節から発症）と二次性（生まれつきの形成不全から発症）の分類があり、日本人に多いのは、二次性股関節症です。形成不全から長い時間をかけて悪化し、40～50代で痛みを発症するのが一般的。

また、最近では芸能人の発症でニュースにもなった**特発性大腿骨頭壊死症**や、高齢者に多く見られる**大腿骨頸部骨折**なども知られています。さらに、**大腿骨寛骨臼インピンジメント（FAI）**という障害も近年注目されています。

一方、成人の股関節疾患だけでなく、子どもの疾患も早期の治療が必要なものが多いです。子どもの大腿骨頭壊死症である**ペルテス病**や、子どもの大腿骨頸部骨折である大腿骨頭すべり症、細菌感染による炎症が起こる**化膿性《かのうせい》股関節炎**などが、代表的な例といえます。

健康のために知っておきたい！

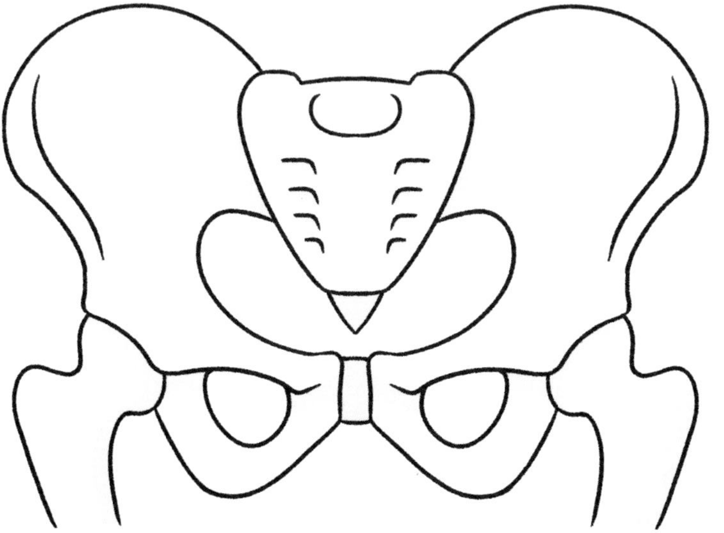

股関節の病気や障害

大人編

変形性股関節症 ➡ P.70
特発性大腿骨頭壊死症 ➡ P.74
大腿骨寛骨臼インピンジメント(FAI) ➡ P.76
関節唇損傷 ➡ P.78
関節リウマチ ➡ P.80
大腿骨頸部骨折 ➡ P.82
スポーツ損傷 鼠径部痛症候群 ➡ P.84

子ども編

ペルテス病 ➡ P.86
大腿骨頭すべり症 ➡ P.87
化膿性股関節炎 ➡ P.88
単純性股関節炎 ➡ P.88

変形性股関節症

日本では二次性が多く4つのステージがある

変形性股関節症は、関節軟骨がすり減ることで、痛みや機能障害が起こる病気。鼠径部やお尻、太もも、ひざの内側にも痛みを感じる場合があります。

肥満や加齢、アスリートレベルの運動といった**後天的な理由で発症するものを一次性**、寛骨臼形成不全や発育性股関節形成不全（脱臼）といった**先天的な理由から発症するものを二次性**と分類しています。

日本人は二次性股関節症が多い！

日本では、後天的な理由で発症する一次性より、生まれつきの形成不全で発症する二次性がほとんど！

一次性股関節症

股関節自体には問題がない状態から、肥満や加齢、アスリートレベルの運動といった後天的な理由で発症。カラダの大きな欧米人に多く見られます。

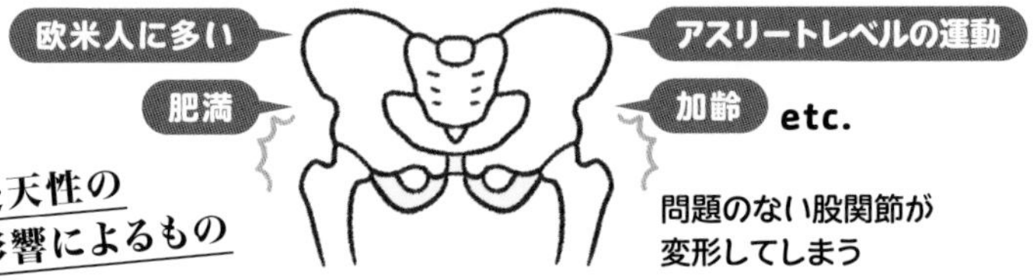
欧米人に多い
肥満
アスリートレベルの運動
加齢
etc.

後天性の影響によるもの

問題のない股関節が変形してしまう

二次性股関節症

寛骨臼の形成不全や、先天性の股関節脱臼、幼児期の股関節疾患などもともと股関節に問題があった状態から発症するケース。日本人の女性に多く見られます。

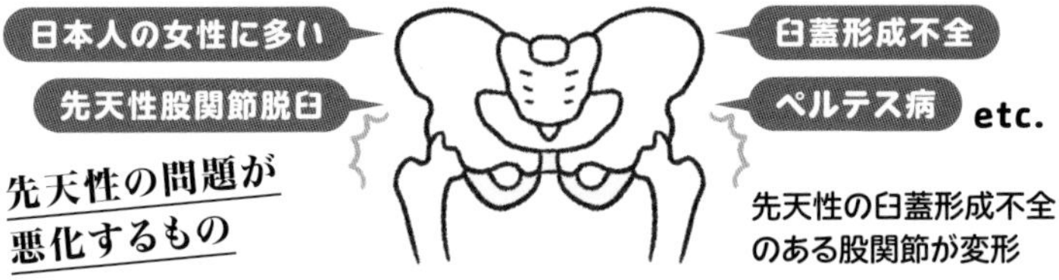
日本人の女性に多い
先天性股関節脱臼
臼蓋形成不全
ペルテス病
etc.

先天性の問題が悪化するもの

先天性の臼蓋形成不全のある股関節が変形

なぜ寛骨臼形成不全で変形してしまうのか

寛骨臼に形成不全があると、必ず悪化するわけではありませんが、リスクが高いことは間違いありません！

接触面が狭くなり、負荷が集中する

寛骨臼の被りが浅いと、大腿骨頭と接触する面積が小さくなります。面積が小さければ圧力を分散させる機能が低下するため、関節面の負担が大きくなり、軟骨がすり減るリスクが高まります。

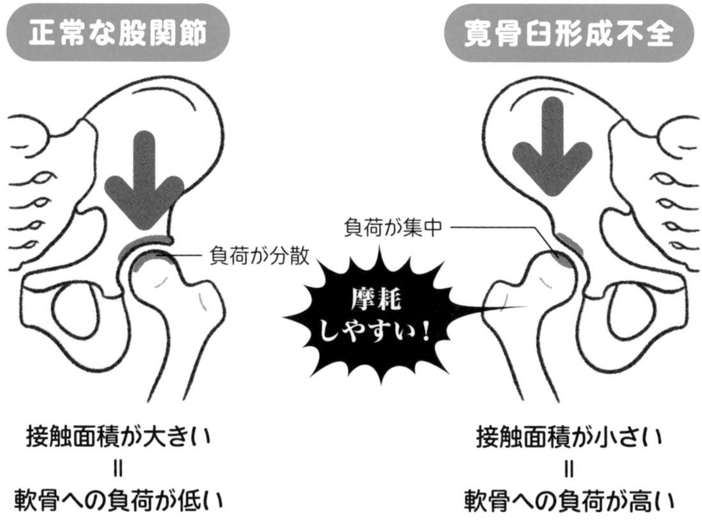
正常な股関節
寛骨臼形成不全
負荷が分散
負荷が集中
摩耗
しやすい！
接触面積が大きい
＝
軟骨への負荷が低い
接触面積が小さい
＝
軟骨への負荷が高い

日本における変形性股関節症の発症は、ほとんどが二次性であり、男女比では圧倒的に女性に多い病気でもあります。

　基本的には、寛骨臼の被りが浅い状態にあって、関節の接触面が小さくなることで起こります。そのせいで接触面の圧力負荷が高まり、それが長い年月にわたることで、軟骨の摩耗が進行して発症します。

　また、変形性股関節症は、主に進行度によって、「前股関節症」「初期股関節症」「進行期股関節症」「末期股関節症」という4つのステージに分けられています。

変形性股関節症の進行と4つのステージ

**変形性股関節症は、病気の進行度によって
4つのステージに分類されています！**

変形性股関節症は、X 線画像検査で進行度を確認。形成不全はあるものの軟骨の摩耗などはない「前股関節症」、軟骨の摩耗が起こる「初期股関節症」、軟骨の摩耗が進んで痛みが激しくなる「進行期股関節症」、軟骨が消失してしまう「末期股関節症」という４つの病期に分けられます。

ステージ1　前股関節症

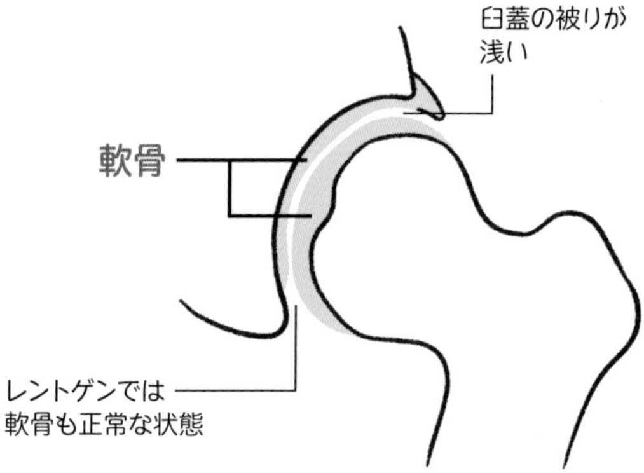
臼蓋の被りが
浅い
軟骨
レントゲンでは
軟骨も正常な状態

X 線画像では、寛骨臼の被りが浅い形成不全が確認できるものの、特に軟骨などの骨組織には異常が見られない状態。軟骨も厚く、関節間の隙間も適正に保たれています。この段階では、痛みなども特に感じません。

ステージ2　初期股関節症

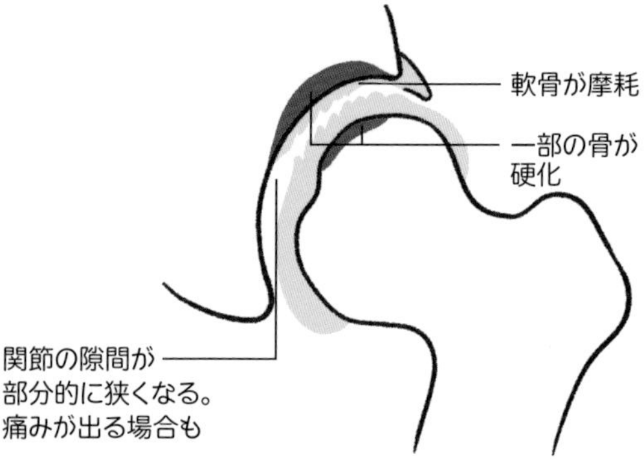
軟骨が摩耗
一部の骨が
硬化
関節の隙間が
部分的に狭くなる。
痛みが出る場合も

形成不全から、軟骨がすり減り始めた状態。関節の隙間が狭くなっている部分も確認できるようになります。軟骨の下の骨（軟骨《なんこつ》下《か》骨《こつ》）には、硬くなる（骨硬化）部分（X 線画像で白く見える）もあり、動き始めに痛みを感じるようになります。

ステージ3　進行期股関節症

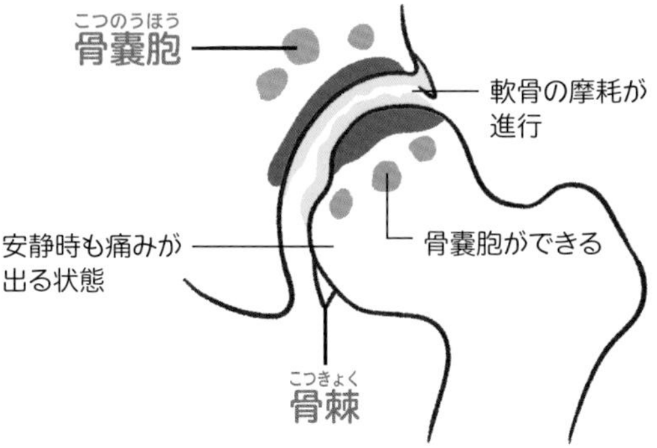
骨嚢胞《こつのうほう》
軟骨の摩耗が進行
骨嚢胞ができる
安静時も痛みが出る状態
骨棘《こつきょく》

軟骨の摩耗や、軟骨下骨の骨硬化がさらに進み、関節の隙間がかなり狭くなります。関節面にはささくれのような骨棘や、骨が空洞化する骨嚢胞が出始めます。この段階になると、安静時にも痛みを感じるようになります。

ステージ4　末期股関節症

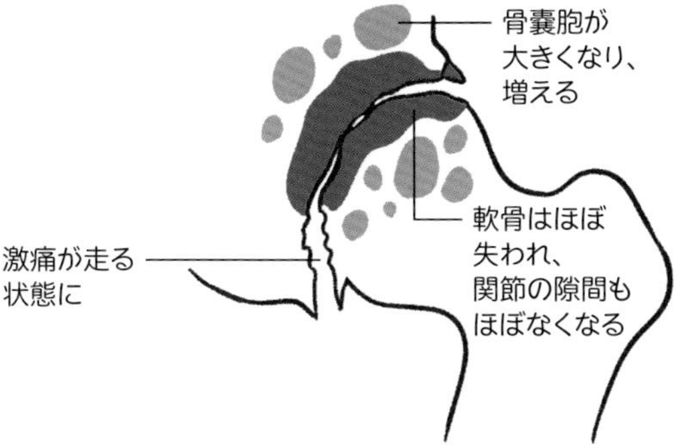
骨嚢胞が大きくなり、増える
軟骨はほぼ失われ、関節の隙間もほぼなくなる
激痛が走る状態に

末期になると、軟骨はほとんど消失して軟骨下骨が露出し、関節の隙間もほとんどなくなります。異常な骨組織である骨棘や、骨嚢胞の空洞も増大します。このときには、激しい痛みによって脚を引きずるなどの特徴的な動きが見られます。

主な治療法

- 運動制限や減量などで股関節の負担減。
- 関節周辺の筋力強化。
- 杖などの補助具の使用。
- 骨切り術などの手術療法。
- 人工股関節置換手術。

主な原因は？

- 8割は寛骨臼形成不全や発達性股関節不全など。
- 過度な重量を扱う労働。
- アスリートレベルの運動、肥満、加齢など。

特発性大腿骨頭壊《え》死《し》症

大腿骨頭への血流が途絶える

大腿骨頭には頸部を通して血液が供給されますが、それが途絶えると酸素や栄養が届きません！

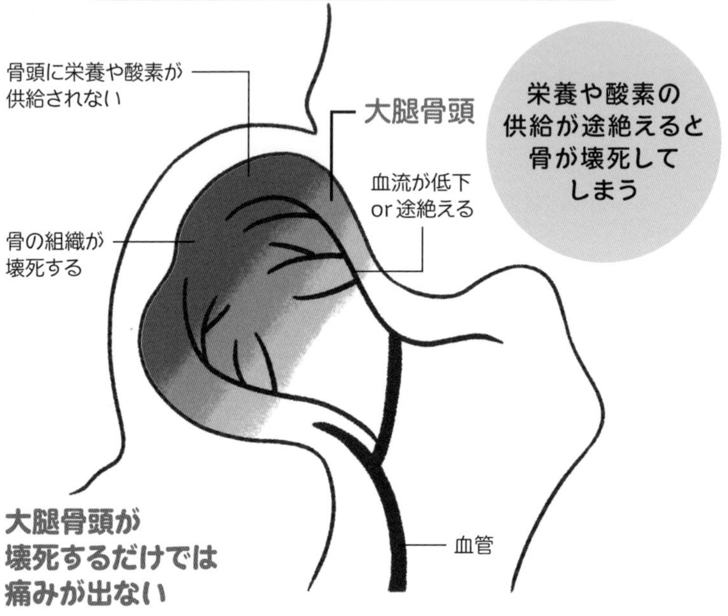
骨頭に栄養や酸素が
供給されない
大腿骨頭
栄養や酸素の
供給が途絶えると
骨が壊死して
しまう
血流が低下
or 途絶える
骨の組織が
壊死する
大腿骨頭が
壊死するだけでは
痛みが出ない
血管

血流が途絶えて大腿骨頭が壊死する

大腿骨頭への血流が途絶え、酸素や栄養が運ばれなくなることで、**大腿骨頭の骨組織が死んでしまう（壊死）病気**です。

骨組織が壊死した段階では痛みがなく、**壊死した部分が押しつぶされてくると、痛みを感じます。**

骨頭壊死に至る明確な原因やメカニズムは解明されていませんが、アルコールやステロイド剤の摂取などが関連因子として考えられています。

治療法は、人工股関節の置換手術が多く見られます。

大腿骨頭がつぶれて痛みが出る

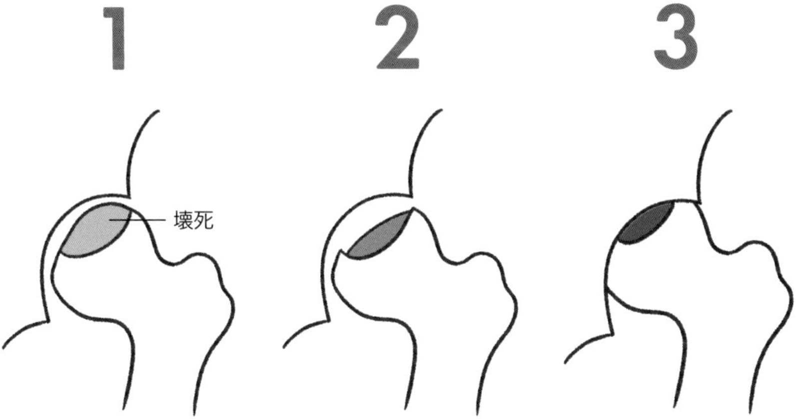

1 骨が壊死を起こす

2 壊死した部分が少しずつつぶされる

3 壊死範囲が広いとつぶされたときに痛む

アルコールやステロイド剤に関連している？

アルコールの過剰摂取や喫煙といった生活習慣、抗炎症薬であるステロイド剤の全身投与歴などが関連因子として考えられています。しかし、骨壊死に至る明確な原因やメカニズムなどは解明されていません。

主な治療法

・病態によって、保存療法（短期的な痛みの緩和）や手術療法を選択。
・保存療法は、短期的な痛みの緩和に有効。
・手術には骨切り術や人工股関節置換手術などがある。

考えられる因子は

・アルコールの過飲や喫煙（関連）。
・ステロイド剤の全身投与（関連）。

大腿骨寛骨臼インピンジメント（FAI）

大腿骨と寛骨臼が衝突する！

大腿骨や寛骨臼に骨の形態異常などが起こり、衝突をくり返すことで軟骨や関節唇などが損傷！

正常な股関節

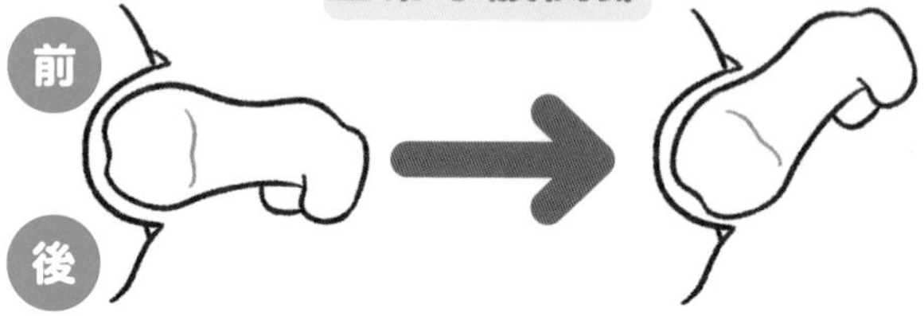

寛骨臼や大腿骨に骨組織の形態異常がなく、動かしても衝突を起こさない状態。

Cam（カム）タイプ

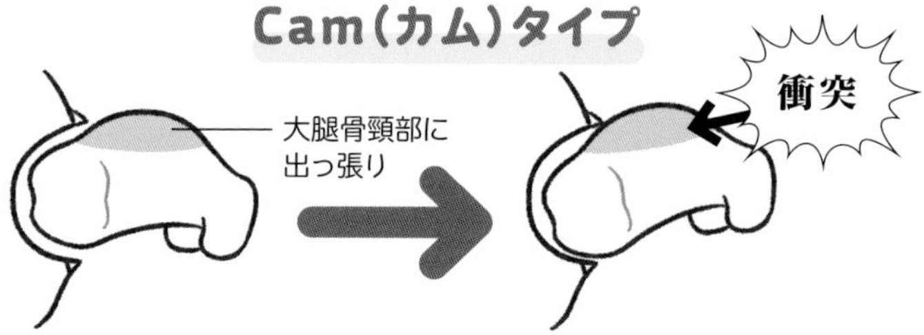

大腿骨の頸部に隆起したような出っ張りが発生。関節を動かすと、出っ張りの部分が寛骨臼の縁に衝突してしまいます。

大腿骨と寛骨臼が衝突をくり返す

大腿骨と寛骨臼が、なんらかの原因（骨の形態異常など）によって、**くり返し衝突（インピンジメント）を起こし、軟骨や関節唇《かんせつしん》が損傷してしまう**病気です。

大腿骨側の形態異常である**Cam（カム）タイプ**、寛骨臼側の形態異常である**Pincer（ピンサー）タイプ**、両方の**ミックスタイプ**に分類されますが、軽微な形態異常から衝突をくり返し、やがて軟骨がすり減っていきます。変形性股関節症に発展する危険因子として、近年注目されている病気です。

Pincer（ピンサー）タイプ

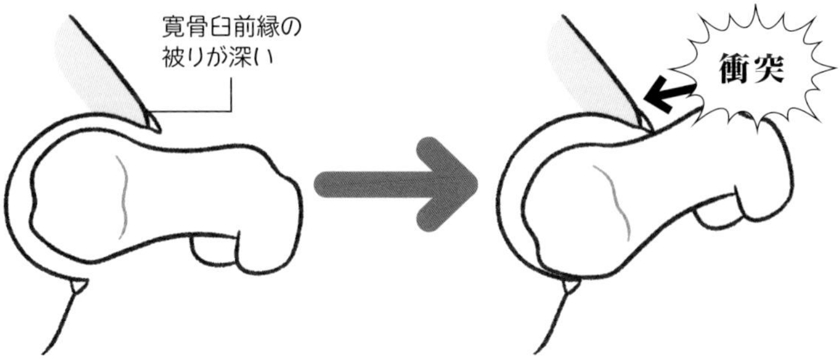

寛骨臼の前方の縁に形態異常があり、被りが深い状態に。関節を動かすと、前縁に衝突してしまいます。

ミックスタイプ

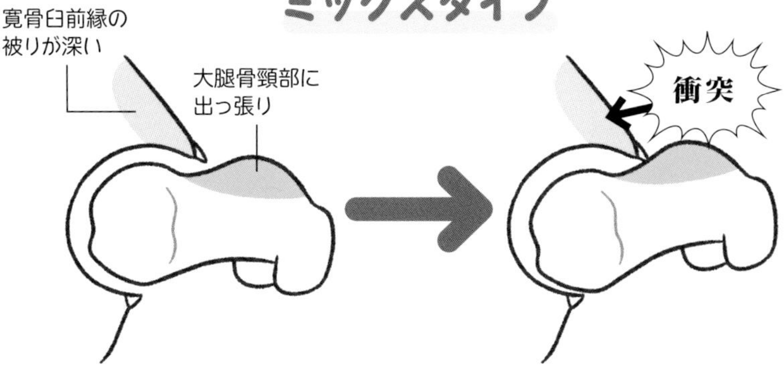

寛骨臼の前縁の被りが深く、大腿骨頸部が隆起した状態。それぞれの形態異常によって、動かすと衝突してしまいます。

主な治療法

- 寛骨臼縁の切除。
- 関節唇の処置。
- 大腿骨頸部移行部の骨軟骨形成術。

主な原因は？

- 大腿骨頭すべり症やペルテス病などの疾患。
- 日常動作やスポーツによる慢性的な刺激。

関節唇損傷

股関節を安定させる関節唇が損傷

股関節を安定させる役割を持つ関節唇が、ダメージを受けて痛みなどが生じる病気です。

ゴムパッキン的な役割の関節唇

正面

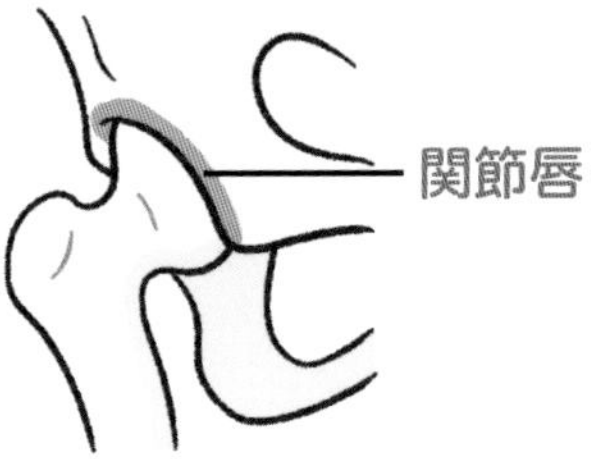

側面

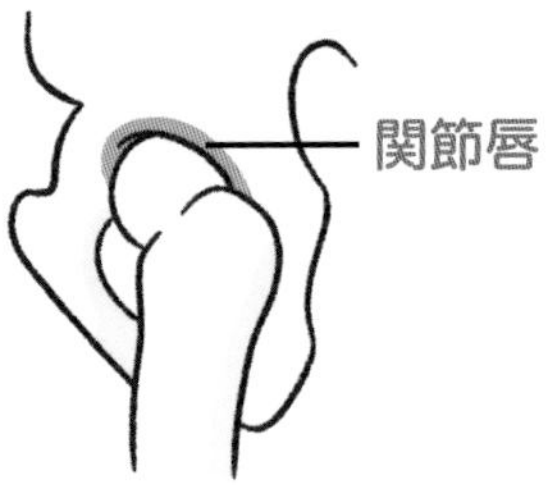

断面

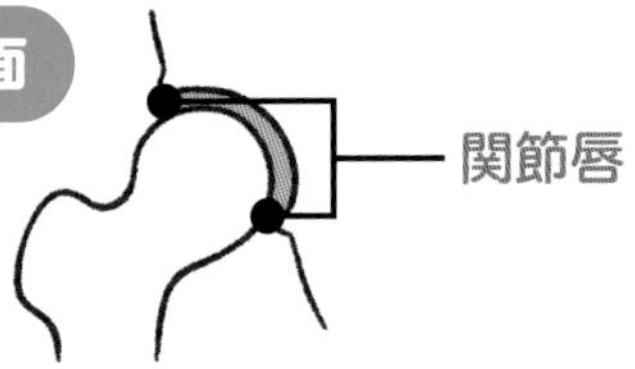

大腿骨頭と寛骨臼の間に位置し、大腿骨頭がずれないように、ゴムパッキンのようなストッパー機能を果たす軟骨組織。

関節唇が損傷し痛みや機能障害が発生

関節唇は、股関節の安定性をサポートするゴムパッキンのような機能を果たす軟骨組織。それが、損傷して痛みや機能障害が生じる病気です。**股関節を深く屈曲させるようなスポーツ選手**などに多く見られますが、**大腿骨寛骨臼インピンジメント（P.76）による発症**も増えています。

主な治療としては、安静や投薬、リハビリテーションなどで改善することもありますが、股関節鏡を使用する（P.153）手術療法などが主流です。

寛骨臼形成不全やFAIで起こりやすい

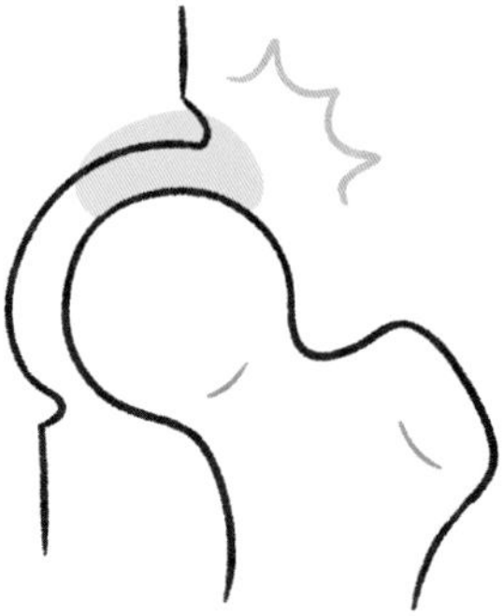

外側の被りが浅くて
負荷が集中

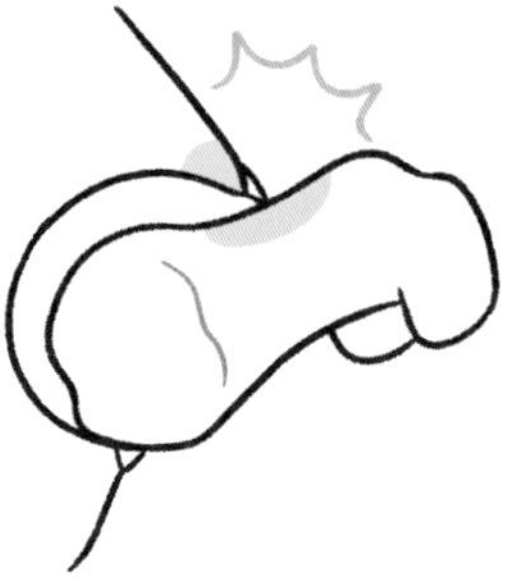

前の被りが深くて
ぶつかる

外側の被りが浅い寛骨臼形成不全や、前方の被りが深すぎて大腿骨と衝突する大腿骨寛骨臼インピンジメント（FAI）などの影響で、関節唇が損傷してしまうケースが多く見られます。

股関節を深く曲げるスポーツは要注意！

サッカーや野球、テニス、バレーボール、スピードスケートなど、股関節を深く曲げたり、伸ばしたりする競技を続けていると、関節唇を損傷しやすいとされています。

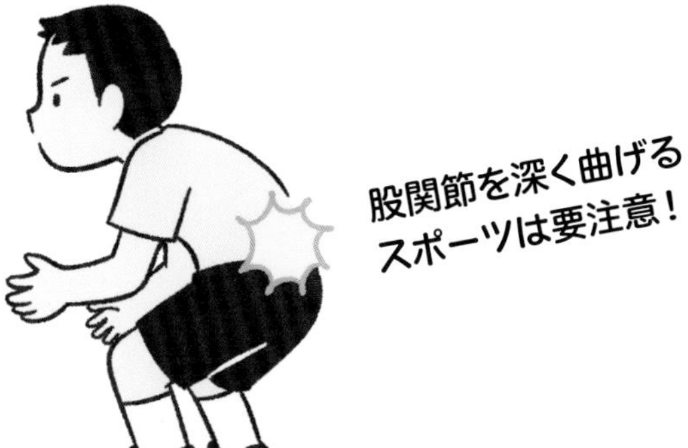

主な治療法

・損傷が軽い場合は、安静や投薬、リハビリテーションなどの保存療法。
・損傷が大きい場合は、関節唇や形成不全を処置する手術療法。

主な原因は？

・寛骨臼形成不全や大腿骨寛骨臼インピンジメント。
・股関節を深く曲げるスポーツ動作や日常動作。

関節リウマチ

免疫システムの異常で骨が溶ける！

関節包の内部にある滑膜が、免疫反応によって炎症を起こし、滑膜細胞が異常に増殖。

関節リウマチのメカニズム

1 関節包内部の滑膜が炎症を起こす

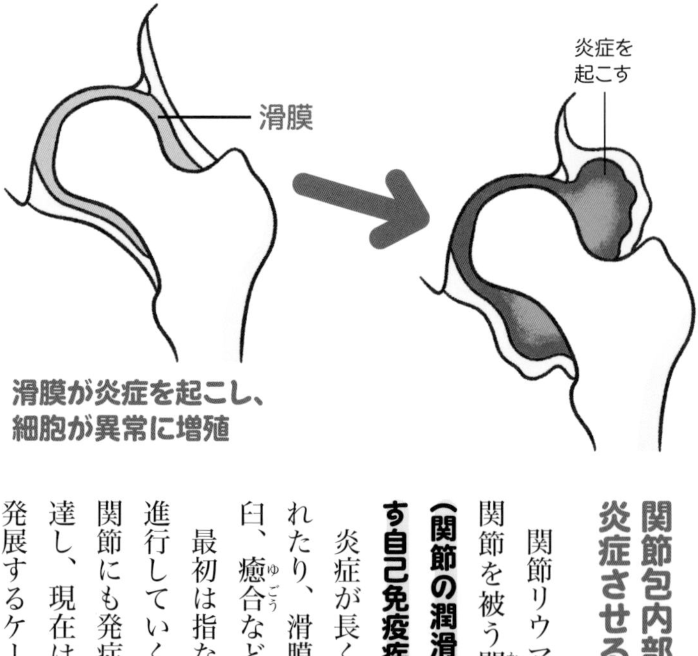

関節包内部の滑膜を炎症させる病気

関節リウマチは、免疫反応によって関節を被う関節包《かんせつほう》の内部にある**滑膜《かつまく》（関節の潤滑液を分泌）に炎症を起こす自己免疫疾患**です。

炎症が長く続くと、骨や軟骨が壊されたり、滑膜が増えたりして変形や脱臼、癒合《ゆごう》などの障害が起こります。

最初は指などの小さい関節で発症し、進行していくと股関節のような大きな関節にも発症します。しかし、薬が発達し、現在は股関節のリウマチにまで発展するケースは減少しています。

2 滑膜内に入り込んだ白血球などが自身の細胞を攻撃

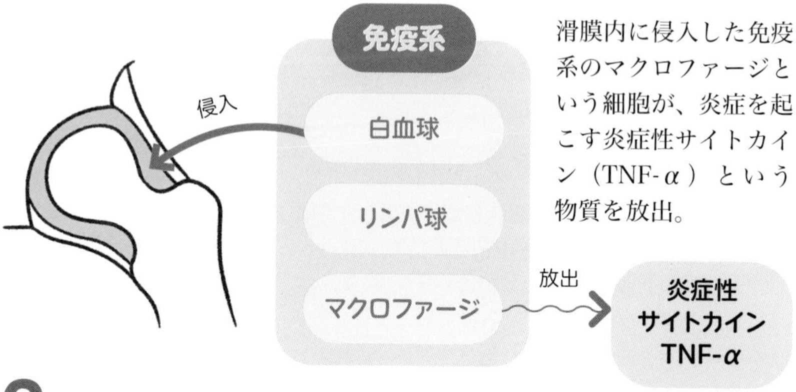

滑膜内に侵入した免疫系のマクロファージという細胞が、炎症を起こす炎症性サイトカイン（TNF-α）という物質を放出。

3 免疫系の作用で骨が溶ける

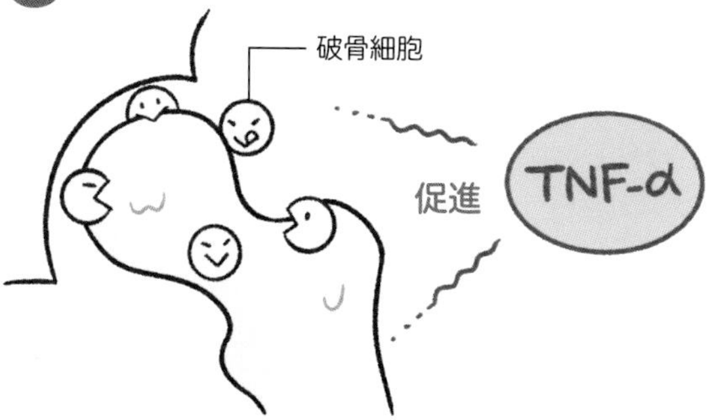

TNF-αが骨の細胞を破壊する破骨細胞の働きを促進。骨が溶けて変形などの障害を引き起こします。

薬の効果で股関節のリウマチは減少！

複数の抗リウマチ薬や、生物がつくるタンパク質などを改良した生物学的製剤、炎症に関わる酵素の作用を抑えるJAK阻害薬など、有効な薬が開発され、股関節に発症する前の段階で治ることが多くなりました。

主な治療法

- 薬物療法やリハビリテーションが基本。
- 股関節に発症した場合は重症であり、手術療法が多い。

主な原因は？

- 遺伝的要因。
- 喫煙、歯周病、腸内環境の悪化、呼吸器感染症など。

大腿骨頸部《けいぶ》骨折

年間15～20万人が受傷している！

患者数は年間15～20万人ともいわれ、寝たきりになるリスクが高く、高齢者は特に要注意！

大腿骨近位部骨折の分類

股関節周辺の大腿骨近位部骨折は、骨折した部位によって分類。関節包内部で起こる骨頭骨折や頸部骨折、関節包の外側で起こる転子部骨折、転子下骨折などに分けられています。

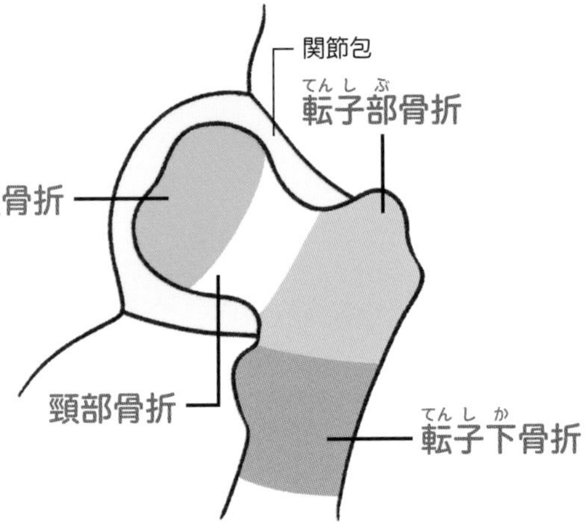

高齢者は要注意！寝たきりのきっかけに

股関節周辺に起こる大腿骨の骨折を**大腿骨近位部《きんいぶ》骨折**、このうち頸部の骨折を**大腿骨頸部骨折**といいます。

大腿骨頭への血液は、頸部を通じて供給されるため、**頸部骨折になると大腿骨頭が壊死を起こしてしまいます。**

また、寝たきりのきっかけになることが多く、高齢者の場合は特に注意が必要です。骨粗しょう症などにより、骨が弱くなると起こりやすく、人工股関節に置換する手術療法が主流となります。

頸部骨折は血液の供給を遮断

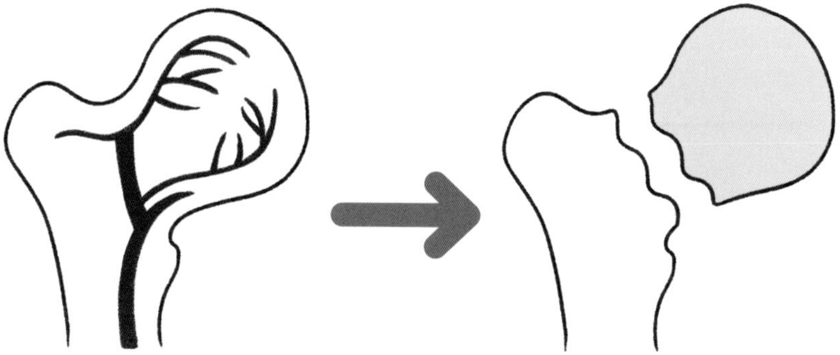

骨頭への血液は頸部を通じて送られる

骨折すると血流が途絶え、骨頭が壊死してしまう

人工骨頭に置換する治療が主流

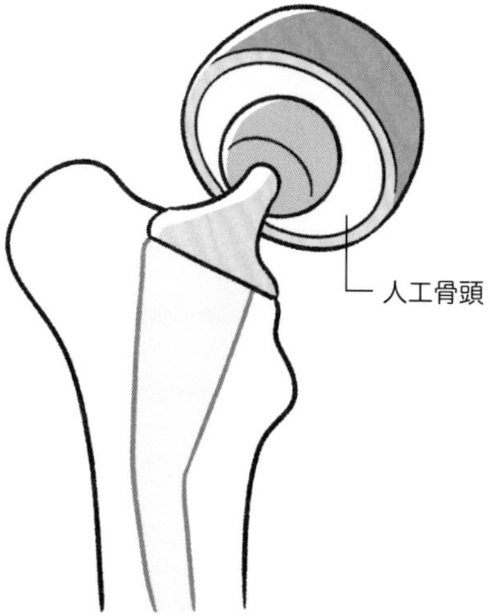

大腿骨近位部は、基本的に血流が少なく、回復しにくい部位。特に高齢者の場合は、完全回復が難しいとされています。金属で補強する骨接合術で対処することもありますが、人工骨頭や人工股関節に置換する手術が主流です。

主な治療法

・骨接合手術。
・人工骨頭挿入術。
・人工股関節全置換術。

主な原因は？

・転倒や転落、交通事故など。
・骨粗しょう症、筋力低下などの骨や筋肉の弱体化。

スポーツ損傷 鼠《そ》径《けい》部《ぶ》痛症候群

股関節周辺に痛みが出る！

バランスが崩れた状態で競技を続けると、股関節に機能障害や痛みが発生します！

サッカー選手に多く見られる

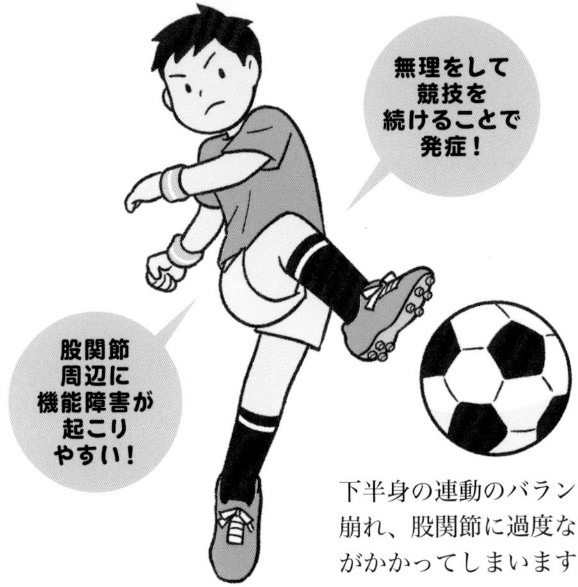
無理をして
競技を
続けることで
発症！
股関節
周辺に
機能障害が
起こり
やすい！

下半身の連動のバランスが崩れ、股関節に過度な負荷がかかってしまいます。

バランスが崩れたまま無理に続けると発症

鼠径部痛症候群（グロインペイン症候群）は、股関節に見られる代表的なスポーツ損傷です。

特に**サッカー選手に多く、ランニングや起き上がり、キック動作時に、鼠径部やその周辺に痛みが出ます。**

ひざや足首、腰の痛みなどで下半身の連動に問題が生じ、**バランスが崩れたまま無理にプレーを続ける**ことで、股関節周辺に機能障害が起こります。

いったん発症すると、**治癒までに時間がかかる**ことが多いです。

筋力低下や不自然な動きの影響

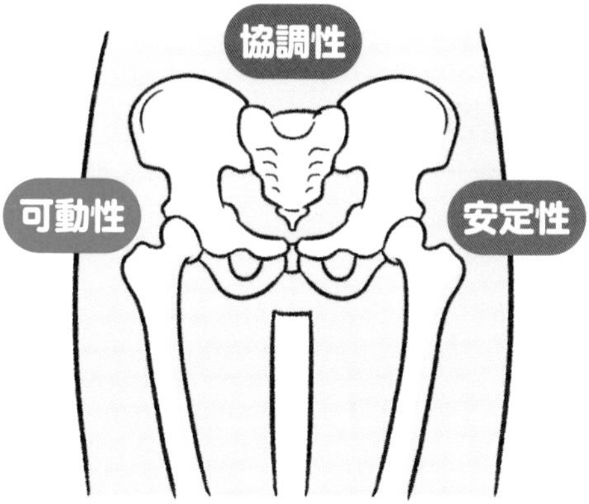
協調性
可動性
安定性

股関節の機能に障害が起こると、筋肉や関節の可動域（可動性）が低下し、上半身と下半身の効率的な連動（協調性）ができなくなり、骨盤を支える筋力（安定性）も低下。病状がますます悪化する悪循環に陥ってしまいます。

痛みの出やすい部位

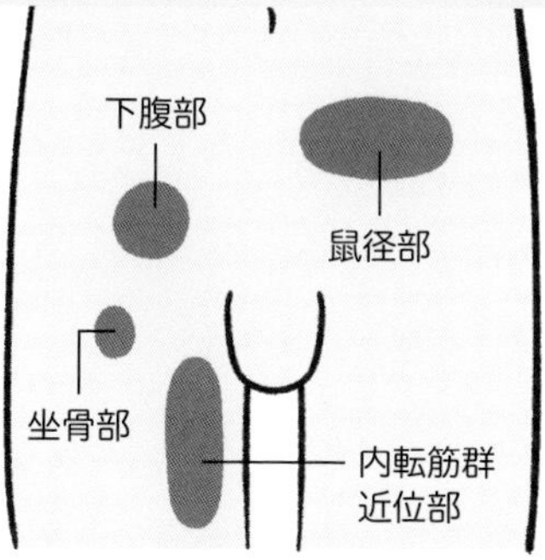
下腹部
鼠径部
坐骨部
内転筋群
近位部

鼠径部や下腹部、坐骨部、太ももの内側、睾丸の後方など股関節の周辺に痛みが出ます。

連動バランスを整える

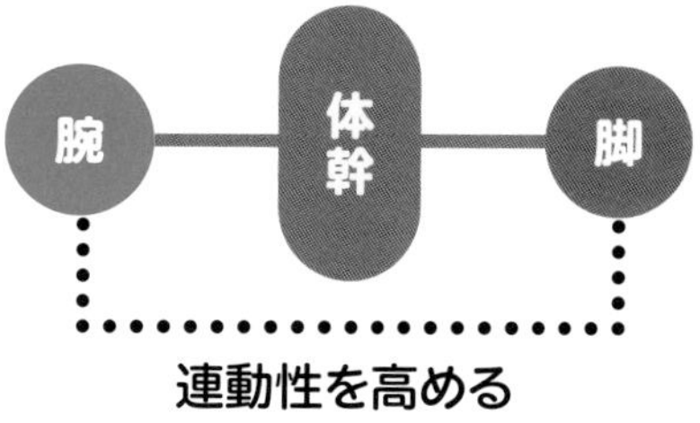
腕
体幹
脚
連動性を高める

改善のためには、腕、体幹、脚といった上下の連動バランスを整え、股関節に負担が集中しないように修正します。

主な治療法

- マッサージや筋力トレーニング、協調運動のトレーニング。

主な原因は？

- 下半身や腰の問題で連動バランスが崩れる。
- 股関節に負担が集中してしまう動作。
- 無理なプレーの継続。

股関節の病気や障害

子ども編❶

ペルテス病

◉血行障害によって大腿骨頭が壊死する病気

小児の大腿骨頭には、成長軟骨板（成長とともに骨化していく）という部位があり、それが骨頭への血液供給を妨げる場合があります。そのために骨頭が壊死を起こし、押しつぶされてくると痛みが生じます。

5〜7歳の男児に多い「子どもの大腿骨頭壊死症」

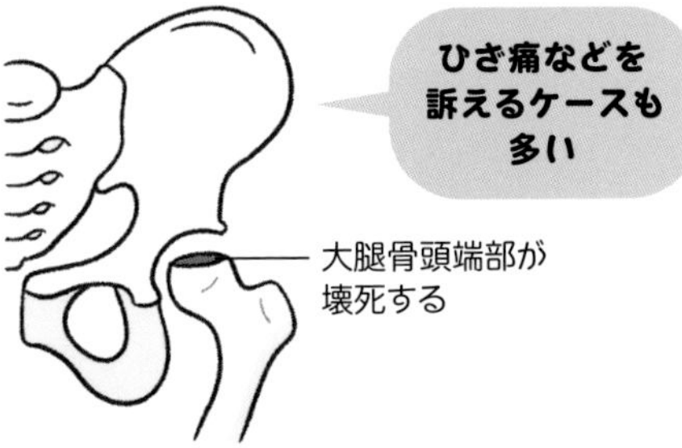
ひざ痛などを訴えるケースも多い
大腿骨頭端部が壊死する

自覚するほどの痛みが出るまでに時間がかかることが多く、また、痛みを正確に表現できず、ひざの痛みとして訴えるケースも。５〜7歳の男児に多く見られ、早期に治療することで、継続的な障害を回避できます。

日本では補装具を使った保存療法が多い

年齢や重症度などを考慮して治療法を選択。日本では装具を用いて、寛骨臼に大腿骨頭が正しく収まるよう矯正する保存療法が主流。9歳以上になると、骨切り術などで位置を矯正する手術が行われる場合もあります。

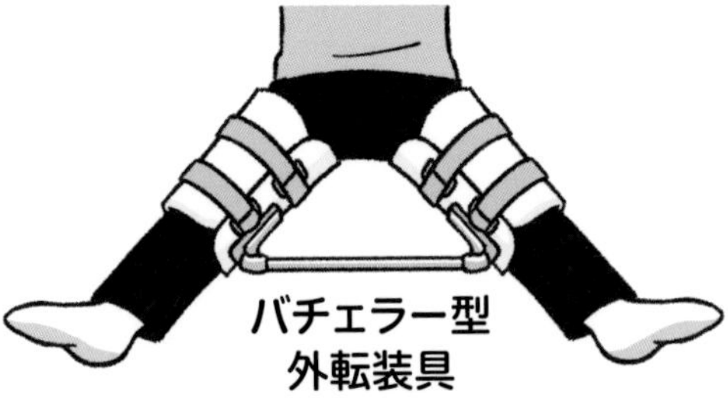
バチェラー型
外転装具

主な治療法

- 安静や経過観察。
- 補助具や装具による保存療法。
- 骨切り術などの手術療法。

主な原因は？

- 大腿骨頭の血行障害（原因は不明）。

股関節の病気や障害

子ども編❷

大腿骨頭すべり症

◉子どもに起こる大腿骨頸部骨折のような症状

大腿骨頭（頸部）には、小児期特有の成長軟骨板という部位があります。そこは力学的に弱い部分。肥満や成長期のスポーツ活動によって過度な負荷がかかることで、骨頭の部分が成長軟骨板からずれてしまう（すべる）病気です。

大腿骨頭が成長軟骨板からすべる(ずれる)

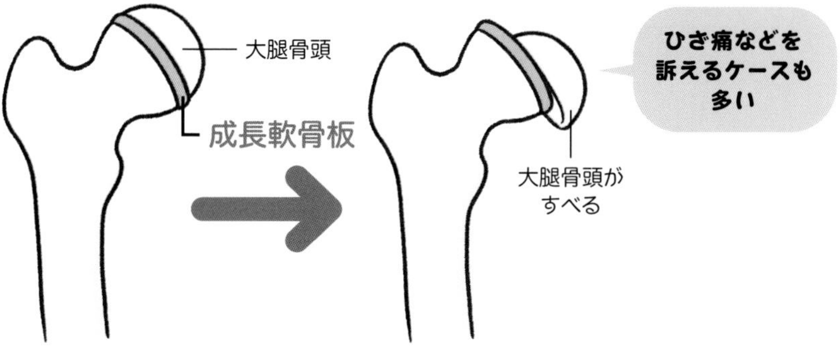
大腿骨頭
成長軟骨板
ひざ痛などを訴えるケースも多い
大腿骨頭がすべる

治療は手術療法

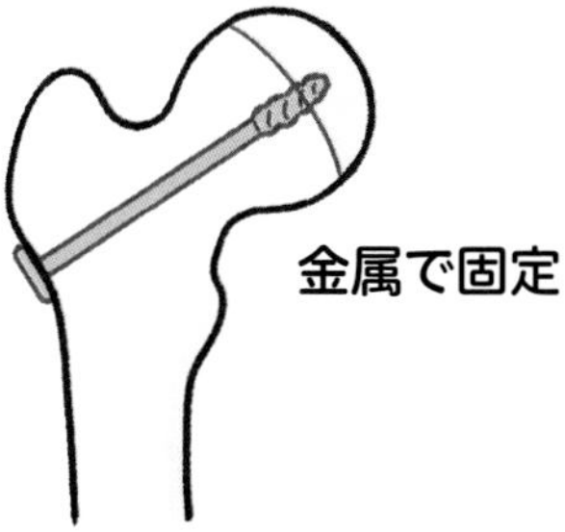
金属で固定

9～15歳の頃に股関節に大きな負荷がかかることで、成長軟骨板から大腿骨頭がずれてしまう病気。脚を引きずる症状のほか、ひざ痛を訴えるケースも少なくありません。治療法としては、金属で固定する骨接合術が主流です。

主な治療法

- 金属で固定する骨接合術や、骨切り術などの手術療法。

主な原因は？

- 肥満やスポーツなどの力学的負荷。
- 成長ホルモンや性ホルモンの異常。

股関節の病気や障害

子ども編❸

化《か》膿《のう》性《せい》股関節炎

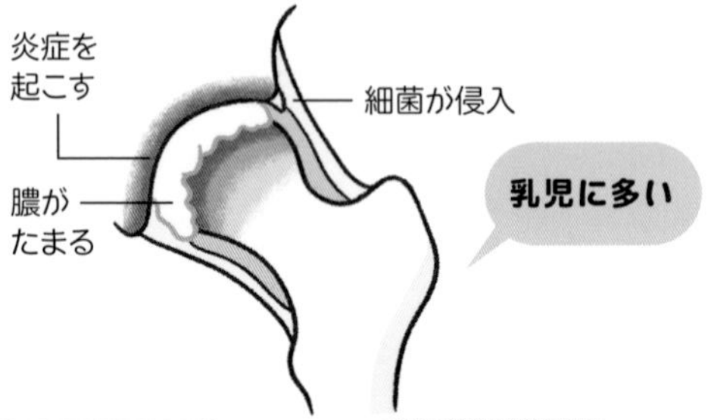

股関節の内部に細菌が侵入

股関節の関節包に細菌（黄色ブドウ球菌など）が侵入し、炎症して化膿してしまう（膿がたまる）病気です。深刻な軟骨破壊が起こるため、早期の治療が必要ですが、症状を訴えられない乳幼児に起こるため、診断が難しい場合もあります。

主な治療法

- 手術による関節内の洗浄。
- 抗生物質の投与。
- 重症度によって金属固定の骨接合術。

主な原因は？

- 肺炎や尿路感染などによって関節内に侵入。
- ケガや手術、関節内注射などで感染。

股関節の病気や障害

子ども編❹

単純性股関節炎

小児の股関節炎では最も多い病気

単純性股関節炎は、小児の股関節炎では最も多く見られる病気です。10歳以下、特に５～6歳の男児に多く、股関節を中心に痛みが生じ、脚を引きずるといった症状が出ます。通常は２～３週間で痛みがなくなることがほとんど。

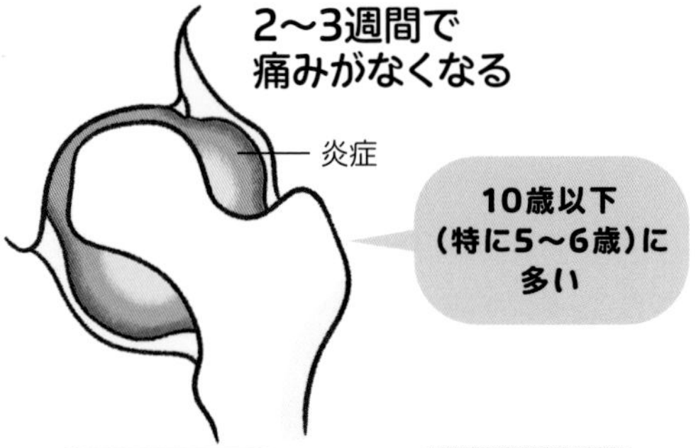

主な治療法

- 抗炎症薬の投与。
- 筋肉をほぐす徒手療法や運動療法。

主な原因は？

- 原因は不明（感染やケガ、アレルギーなどの説も）。

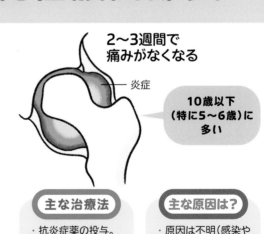

第3章

100歳まで動かす！股関節の正しい使い方

股関節の正しい使い方

ラクな姿勢は本当によいことなのか?

しんどいけれど、正しく動かす!

一般的に、人はラクな姿勢をとろうとします。世間では、よりラクになるような姿勢や動きを推奨する傾向にありますし、「ラクであるなら、よいではないか?」と思うのが普通です。

しかし、〝健康な股関節をより長く保つ〟という観点で見ると、**ラクな姿勢が必ずしもよい姿勢とは限りません**。

例えば、背中を丸めた姿勢。一般的によくないといわれますが、それでもこの姿勢になる人が多いのは、ラクだから。背中やお腹にある姿勢維持のための筋力が弱いため、自然とラクなほうに流れた結果がこの姿勢です。こうなると、骨盤が後傾しますし、それはP.39でも説明したように、寛骨臼形成不全と同じ状態になります。

股関節の健康を考えるなら、時に普段使っていない部位や方向に動かす必要があります。つまり、なかにはしんどい動きもあるということ。少しつらいかもしれませんが、**目指すのは「思い通りに正しく使える」股関節**です。そのテーマのもとで日常動作における股関節の正しい使い方を紹介します。

元気を保つためには“しんどい動き”もある！

**弱っている部位を避けて動かすのがラクな姿勢。
それは、健康な股関節に悪影響を及ぼすことも！**

この姿勢、ラクですよね？

**でも、股関節の機能を
低下させてしまう要素が……**

股関節を固めてしまう
- ❶ 背骨の後弯
- ❷ 骨盤の後傾
- ❸ ひざの不要な屈曲

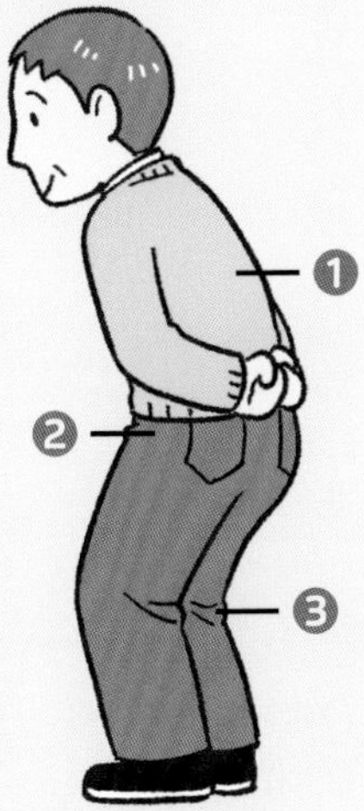

**ラクするだけでは
股関節を正しく使えない！**

目指すのは「思い通りに正しく使える」こと！

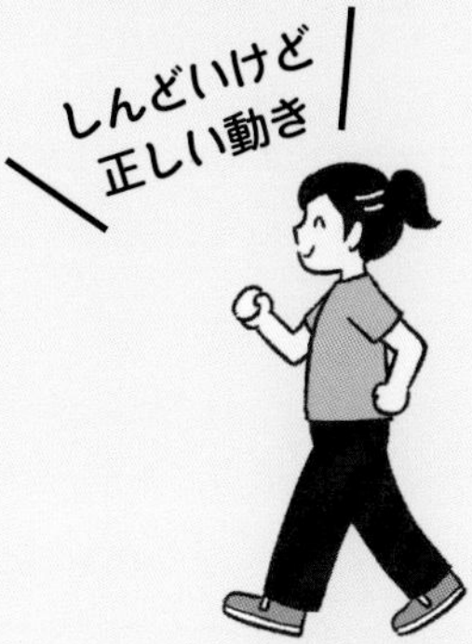

立ち姿勢 ⇒P.92
座り姿勢 ⇒P.94
イスからの立ち上がり方 ⇒P.96
イスへの座り方 ⇒P.98
歩き方 ⇒P.100
階段の昇り方 ⇒P.102
階段の降り方 ⇒P.104

股関節的に正しい日常動作

筋力や柔軟性の低下があると、ラクな姿勢や動作に偏ってしまいがち。股関節も一定の位置に固まって、知らないうちに負担が増していることがあります。少しつらくても、できるだけ正しく使う、思い通りに動かすことを目指しましょう。

股関節的に正しい日常動作❶

立ち姿勢

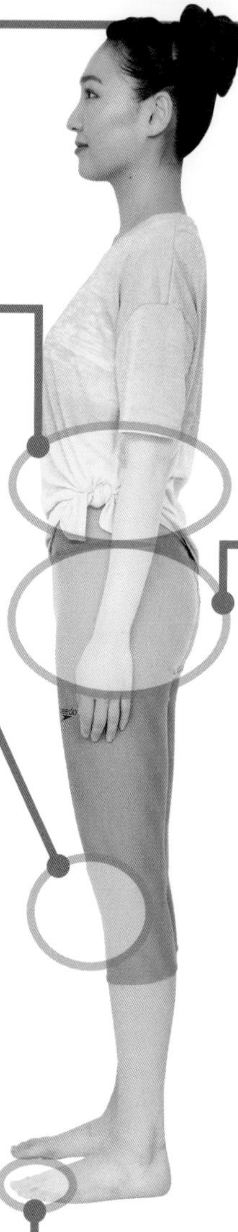

中間の位置がベスト！

骨盤を立てて、お腹と背中で挟む意識で力を入れずにまっすぐ立つ。

バランス

お腹と背中で挟む意識を！

バランス

ひざを曲げたり張ったりしない

バランス

骨盤は前でも後ろでもなく、まっすぐ立てる！

前傾でもない

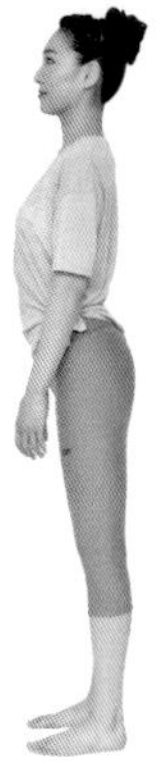

骨盤が前傾すると、ひざが伸びて、反り腰で固まりがち。

バランス

親指のつけ根に重心

後傾ではなく

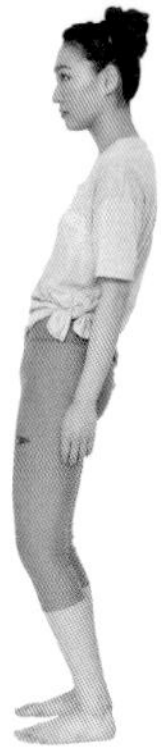

骨盤が後傾すると、ひざや腰も曲がり、後ろ重心になりがち。

バランス

両肩の力を抜き、
左右の高低差が出ないように意識

重心

重心はやや前に！

OK

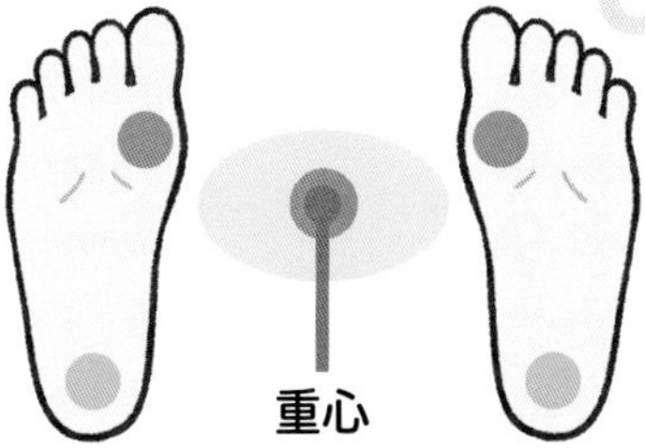

両足の親指のつけ根（拇趾球《ぼしきゅう》）に
体重をのせるイメージで立つと、
重心がやや前でキープされる。

NG

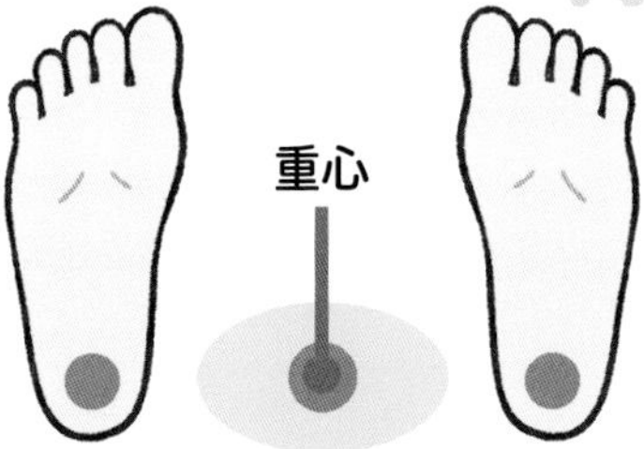

両足のかかとに体重をのせると、
後ろ重心に傾き、構造上、骨盤が
後傾する姿勢になってしまう。

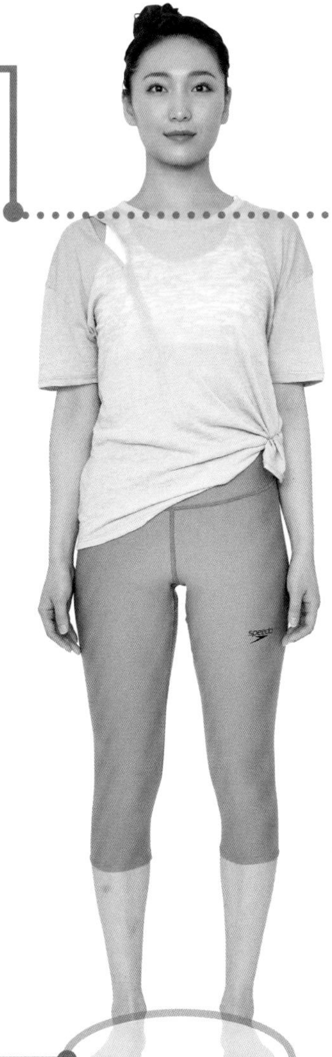

股関節のチカラ

固めずに柔軟であること！

基本となる立ち姿勢は、骨盤を前後に傾けず、リラックスしてまっすぐ立つことがポイントですが、それで固めてしまうのはダメ。やや前に重心を保ちつつも、前後左右に揺れながら、柔軟に常にバランスをとれる姿勢が正解です。

座り姿勢

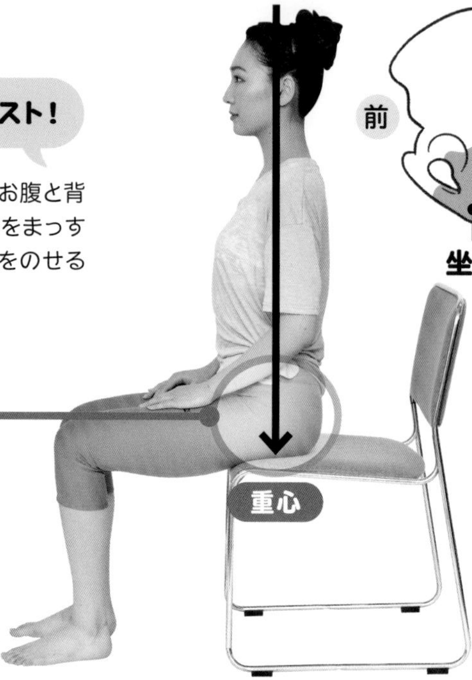

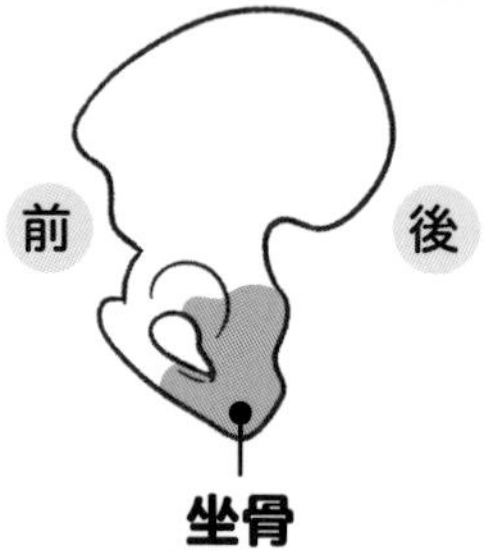

中間の位置がベスト！

立ち姿勢と同様に、お腹と背中で挟む意識で背骨をまっすぐにし、その上に頭をのせるイメージで座る。

バランス

骨盤を立てて坐骨で座る

骨盤の底面には坐骨というパーツがあり、その上に背骨や頭をのせるイメージで座ると、負担が少ない。

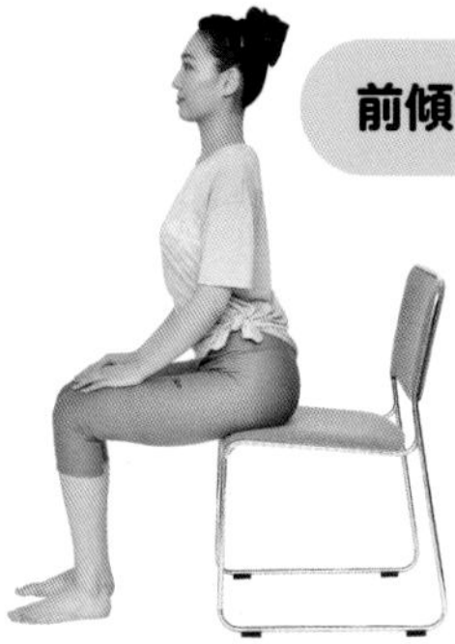

前傾でもない

骨盤を前傾させて反り腰で座るのは、力みやすく腰にも負担が大きい。

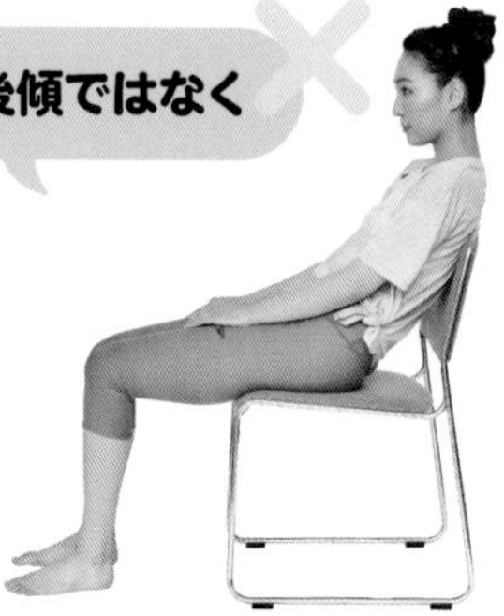

後傾ではなく

後ろに倒れるように骨盤を後傾させて座るのは、股関節に負担がかかる。

バランス　重心

坐骨に重心をのせるが、固めっぱなしはNG

立ち姿勢と同様に、坐骨に重心をのせるが、その姿勢でガチガチに固めるのはダメ。リラックスして柔軟にバランスをとるのが正解。

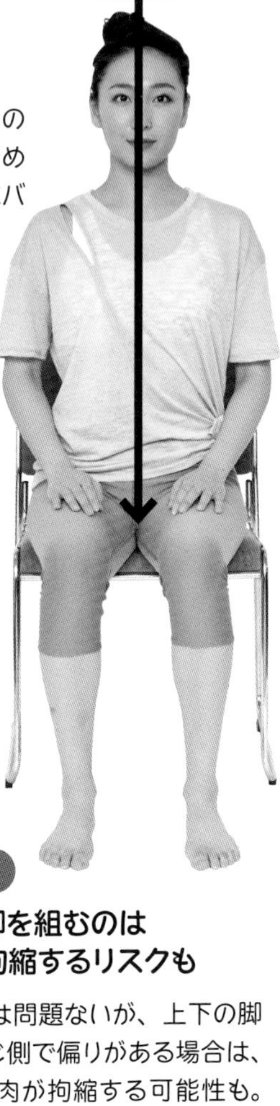

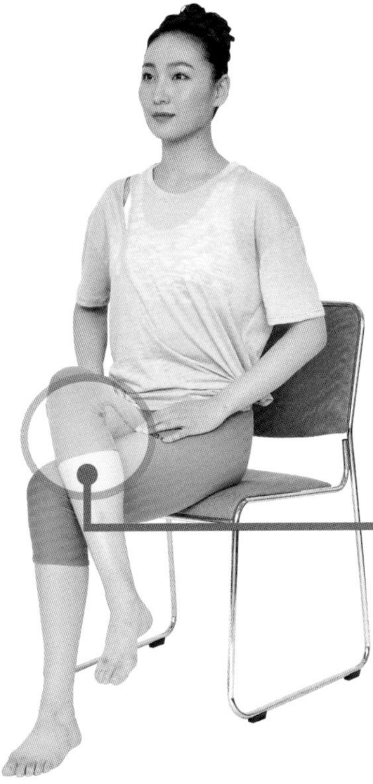

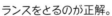

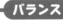

バランス

同じ側の脚を組むのは股関節が拘縮するリスクも

脚を組むのは問題ないが、上下の脚がずっと同じ側で偏りがある場合は、股関節の筋肉が拘縮する可能性も。脚を組むときは、左右を組み替えるなどのバランスを考える。

股関節のチカラ

座ったときの骨盤の傾きが大事

背骨の末端にある仙骨という部位。その後面を座面に押しつけるように、骨盤を後ろに倒して座る「仙骨座り」は、腰への負担が大きく、そのクセが立ち姿勢に影響し、股関節に寛骨臼形成不全と同じような負担をかける場合があります。

股関節的に正しい日常動作③

イスからの立ち上がり方

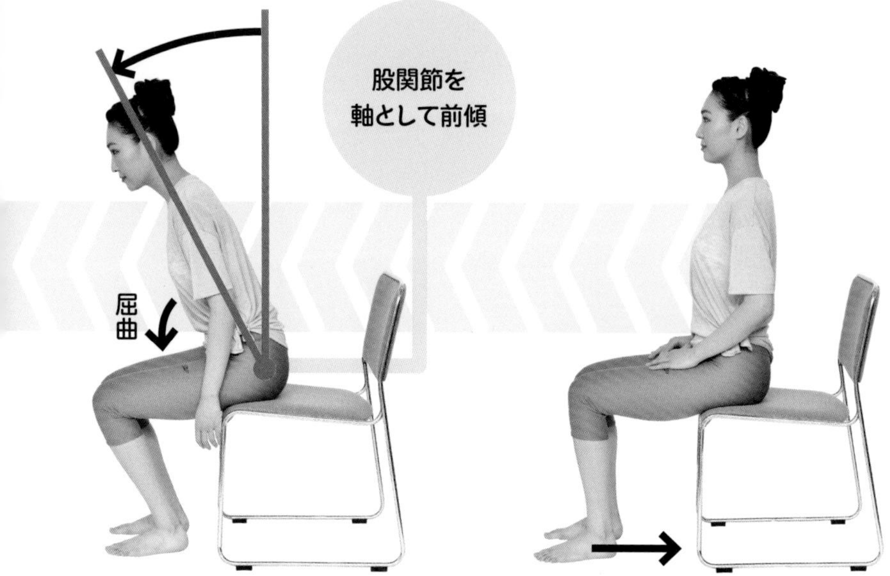

1 座った姿勢

P.94の正しい座り姿勢から両足を手前に引きつける。

2 股関節を前に曲げる

背中を丸めずに、太もものつけ根（股関節）から上半身を前傾させる。股関節は屈曲の状態。

股関節力

真上に立ち上がらない

ひざを伸ばし、真上に立ち上がろうとすると、太ももへの負担が大きくなります。重心が脚にのりにくいので、労力がかかってしまいます。

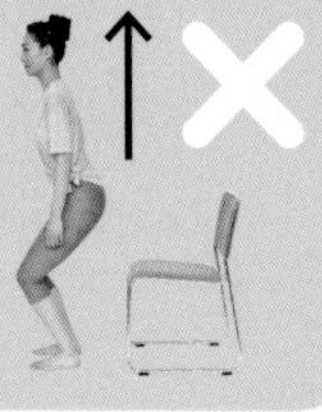

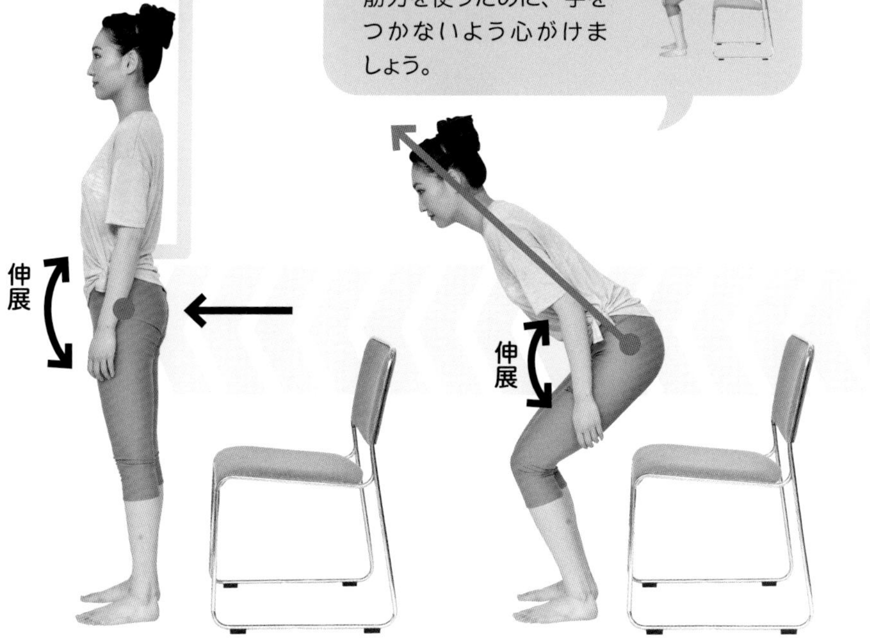
お尻をしっかり入れると股関節が伸展する！
伸展
伸展

股関節力

ひざに手をつくとラクだが……

ひざに両手をついて支えにするとラクですが、股関節を伸展させるお尻の筋力を使うために、手をつかないよう心がけましょう。

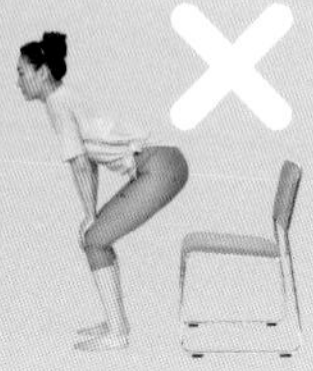
✕

3 斜め上に伸び上がる

上半身を前傾させた角度のまま、斜め上（前方）に伸び上がる。股関節は屈曲から伸展する。

4 お尻を入れる

最後にお尻を前方に押し込んで、股関節をしっかり伸展させてP.92の正しい立ち姿勢になる。

股関節のチカラ

前に重心をのせ、お尻を入れて立つ

後ろに重心を残すと、太ももへの負担が増します。しっかり体重を前にのせ、スキージャンプのように斜め上（前方）に向かって立ち上がるのがコツ。最後のところでお尻をグッと前方に入れ、股関節をしっかり伸展させましょう。

股関節的に正しい日常動作④

イスへの座り方

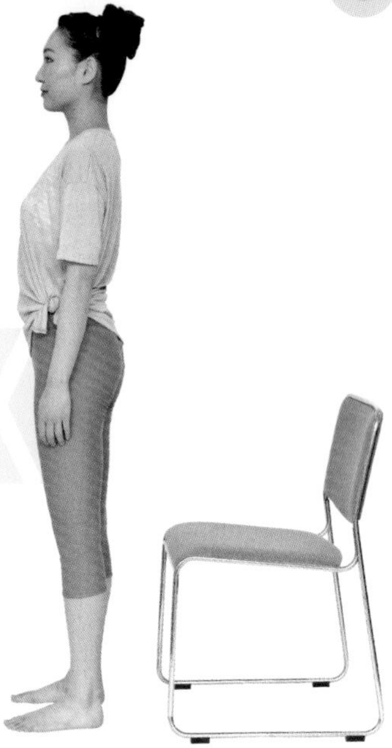

1 立った姿勢

P.92の正しい立ち姿勢から、イスに近いところに両足を置く。

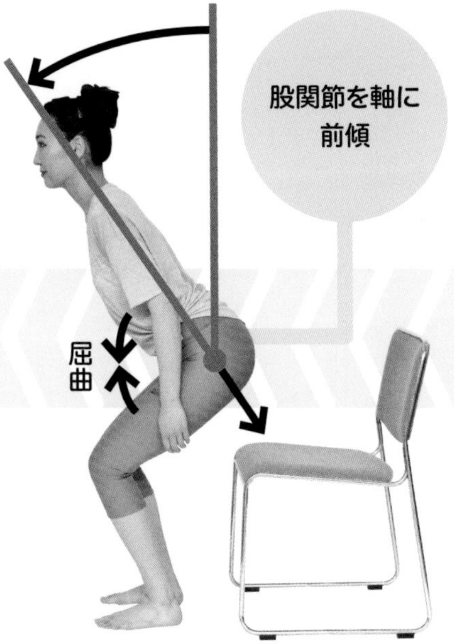

2 股関節を前に曲げ、お尻を斜め下に下ろす

背中を丸めずに、太ももの付け根（股関節）から上半身を前傾させる。お尻を斜め下に突き出すように下ろしていく。

股関節力

重心を後ろにすると倒れる

重心を前に残さず、後ろに持ってくると、中腰の位置で耐えきれなくなり、背もたれのほう（後ろ）に倒れてしまいます。

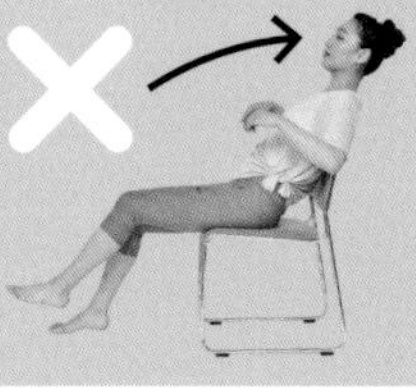

股関節力

お尻の力でバランスをとる

お尻をゆっくり下ろしていくときは、お尻の筋力で股関節の伸展する力と屈曲する力を拮抗させながら、バランスをとっています。

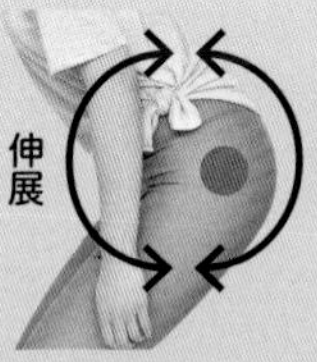

屈曲と伸展の力が拮抗

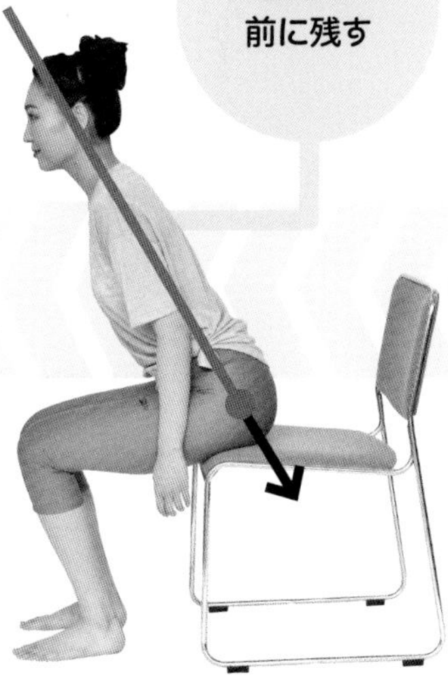

3 重心を前に残したまま、斜め下方向に座る

重心を前に残すよう上半身の前傾を保ち、両脚に体重がのっている状態のまま、お尻を座面に下ろす。

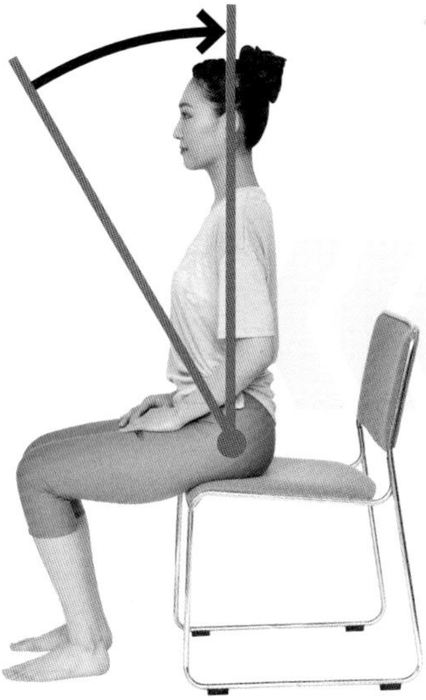

4 股関節を軸に上体を起こす

最後に、太ももの付け根（股関節）を軸に、上半身を起こし、P.94の正しい座り姿勢になる。

股関節のチカラ

前に重心をのせ、お尻から座る

イスに座るときは、立ち上がる動きと逆の動作過程をたどります。太ももの付け根から上半身を前傾させながら、お尻を斜め下に突き出すように下ろします。両脚（前）に体重を残しながら、お尻から座っていくのがポイントです。

股関節的に正しい日常動作⑤

歩き方

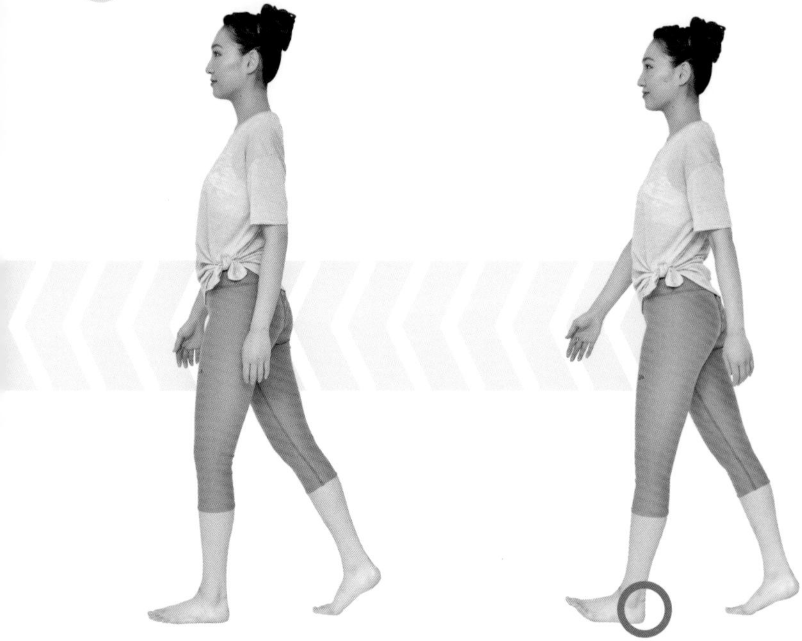

1 接地

脚を前に出してかかとから地面につく。

2 沈み込み

前脚に体重をのせていくように、重心を移動させる。このとき、全身がわずかに沈み込む。

股関節力

前後の人に足の裏を見せる

しっかり脚を前に運んでかかとから接地、後ろ脚のふくらはぎの力で地面を蹴っていると、ちょうど前後の人に足裏を見せるような形になります。

股関節力

ひざ下が力むとつまずきやすい

ひざから下に力が入っていると、ひざが伸びたり、つま先が下がったりしがちで、つまずきやすくなります。力んで歩く人ほど、転倒のリスクが増します。

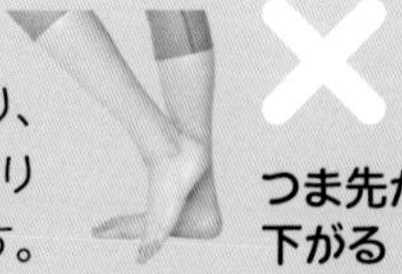

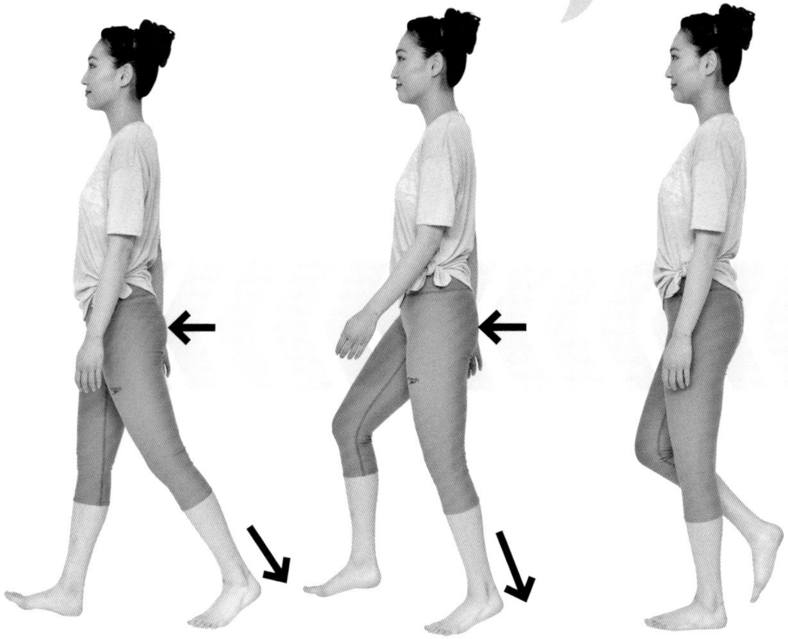

5 逆脚接地

最後にふくらはぎの筋力で地面を蹴り、逆の脚が前方にかかとから接地する。

4 押し込み

お尻を前方に押し込むイメージで、股関節を伸展させて地面を後方に押していく。

3 交差

体重をのせた脚で地面を押しながら、後ろ脚を前に持っていく。

股関節のチカラ

お尻を押し込んで股関節を伸ばす

歩行の推進力となるのは、お尻とふくらはぎの筋力です。お尻を前に押し込んで、股関節を伸展させて地面を後方に押し、ふくらはぎの力で地面を蹴って進みます。股関節を後方に伸ばして歩くと、反動で脚が前に出やすくなります。

股関節的に正しい日常動作❻

階段の昇り方

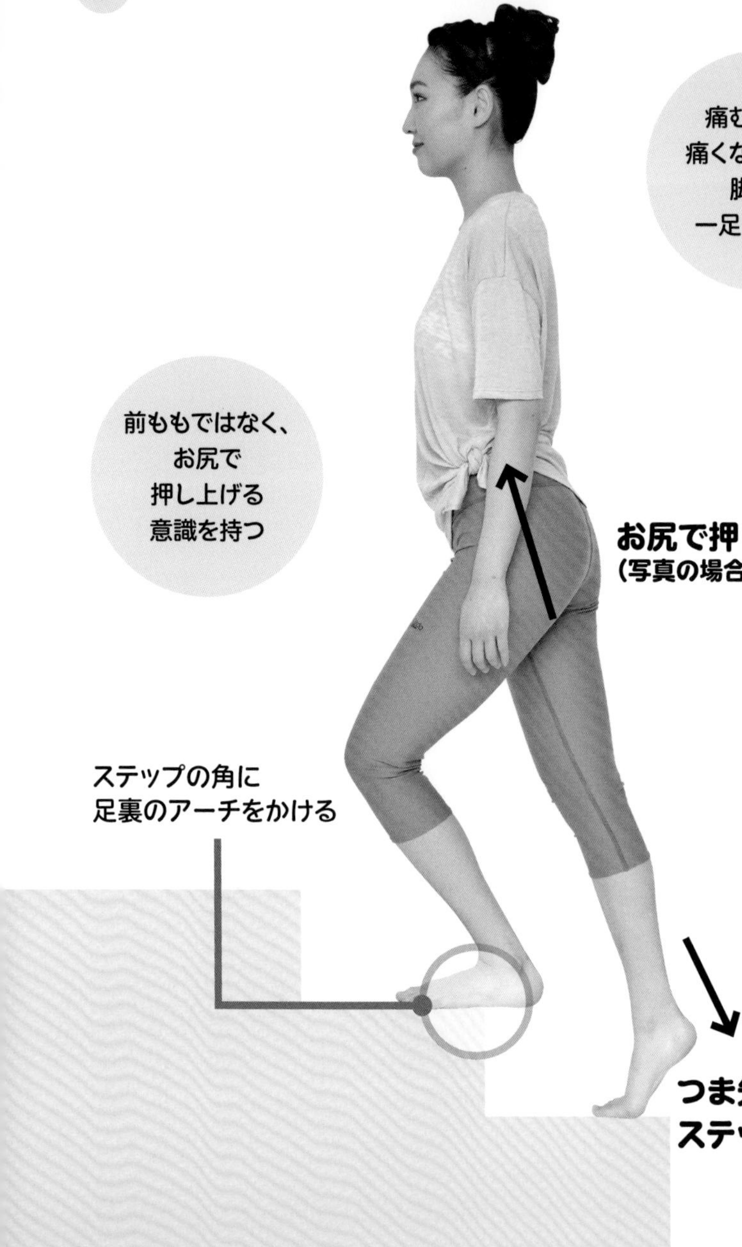
痛む場合は
痛くないほうの
脚から
一足ずつ昇る
前ももではなく、
お尻で
押し上げる
意識を持つ
お尻で押し上げる
（写真の場合は左側のお尻）
ステップの角に
足裏のアーチをかける
つま先で
ステップを押す

股関節力　**モーメントアームの長さで負荷が変わる**

モーメントアームって？

例えばペットボトルを

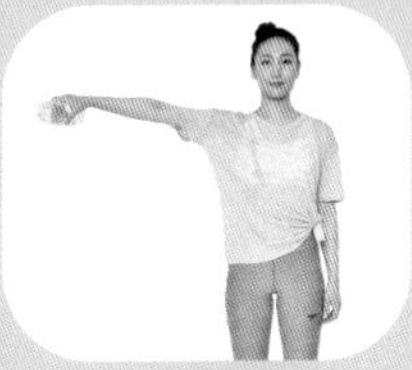

こう持つより

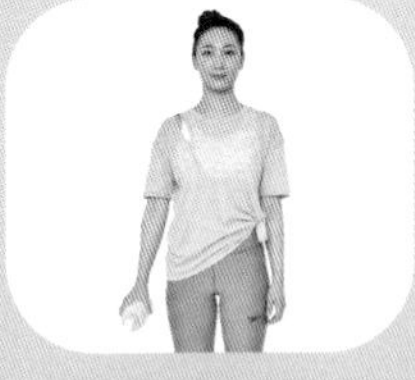

こう持つほうがラク

そのワケは……

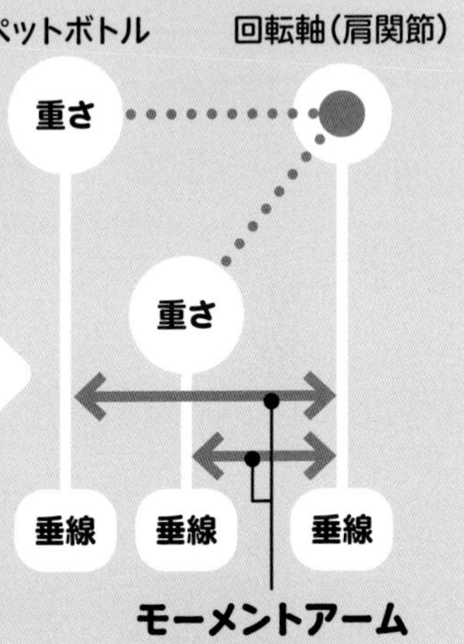

長いほうが
負担は大きくなる

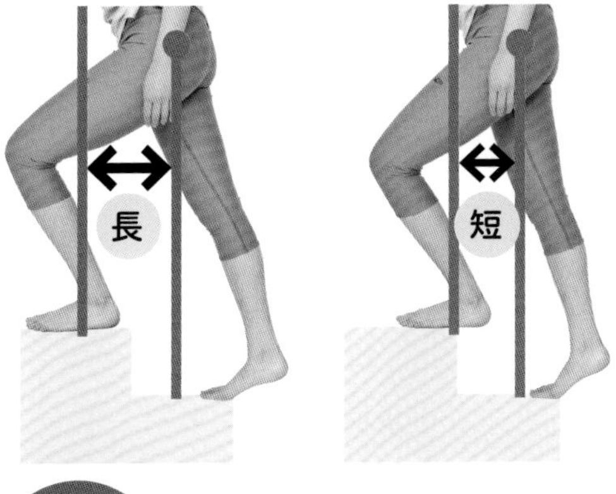

かかとを出すと
負担が軽くなる

かかとを階段の角から外に出しておくと、前後の総距離（モーメントアーム）が短くなり、それぞれの脚にかかる負担が軽くなります。

※階段の形状による

股関節のチカラ　**お尻でカラダを押し上げる**

歩行と同じく、推進力になるのはお尻の力。お尻で股関節を伸展させながら、カラダを押し上げて昇っていきます。足裏のアーチの部分を階段の角にかけて昇っていくと、つま先のバネで蹴りやすく、太ももへの負担も軽くなります。

階段の降り方

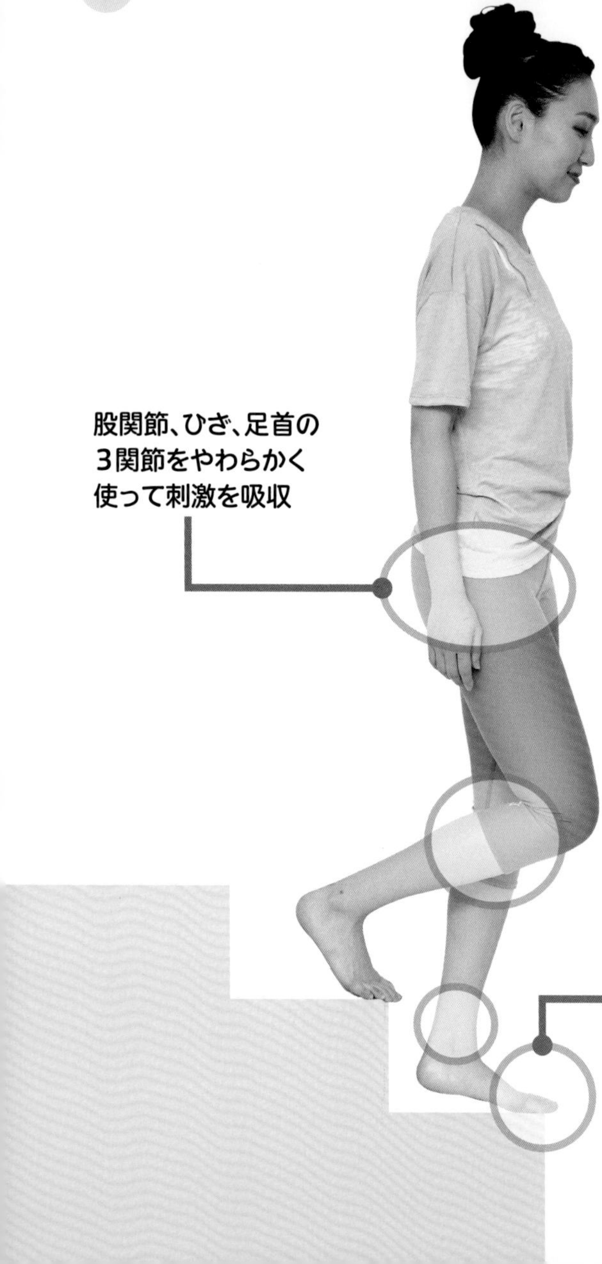
痛む場合は
痛くないほうの
脚から
一足ずつ降りる
股関節、ひざ、足首の
3関節をやわらかく
使って刺激を吸収
ステップの角に
親指のつけ根をかける

股関節力　カラダの真下に着地することで負担を軽減

× 後ろ重心

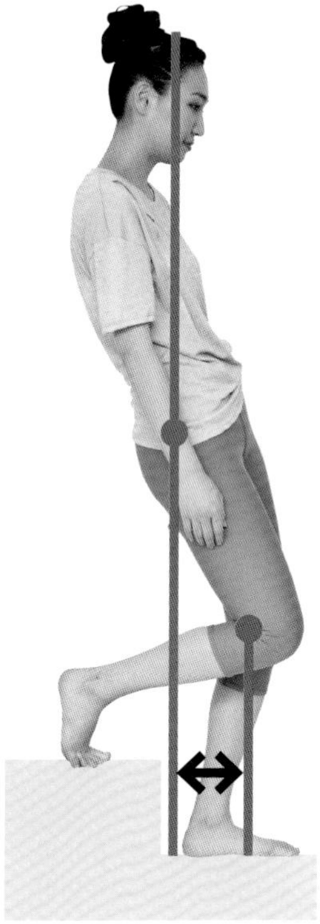

モーメントアームが長く、
ひざや股関節への
負担が大きい！

○ 真下着地

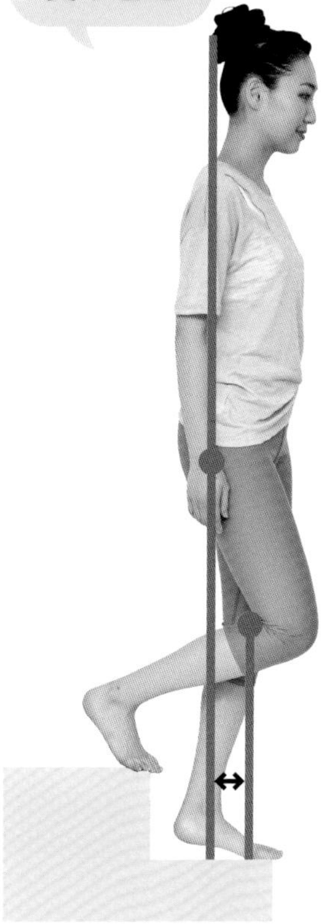

カラダの真下に着地する
ことでモーメントアームが
短く、ひざや股関節への
負担が軽減される

股関節のチカラ　親指のつけ根をステップの角にかけて降りる

階段の下りの場合は、足の親指のつけ根をステップの角にかけ、指先をはみ出させて降ります。股関節、ひざ、足首の３関節をやわらかく使い、真下に着地することでモーメントアームが短くなり、衝撃の負担が軽くなります。

COLUMN 1 股関節が痛い場合の床からの起き上がり方

股関節が痛むときは、床から立ち上がるのもひと苦労。できるだけ股関節を動かさないようにし、負担がかからないようにカラダを操ることが必要です。理学療法の観点から、股関節が痛む場合の、床からの立ち上がり方を解説します。

1 左の股関節が痛む場合

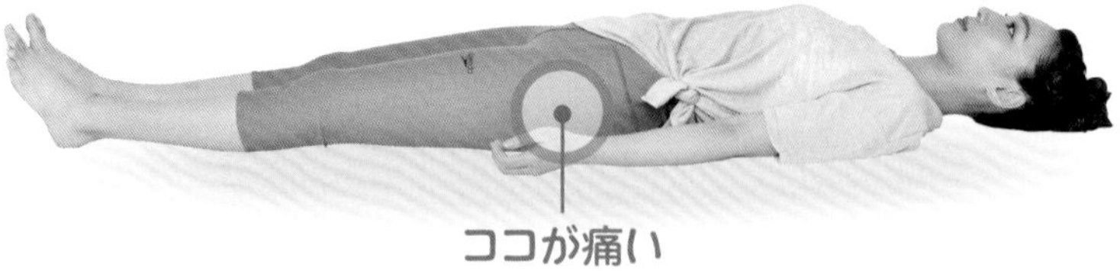

2 腰の下に両手を入れる

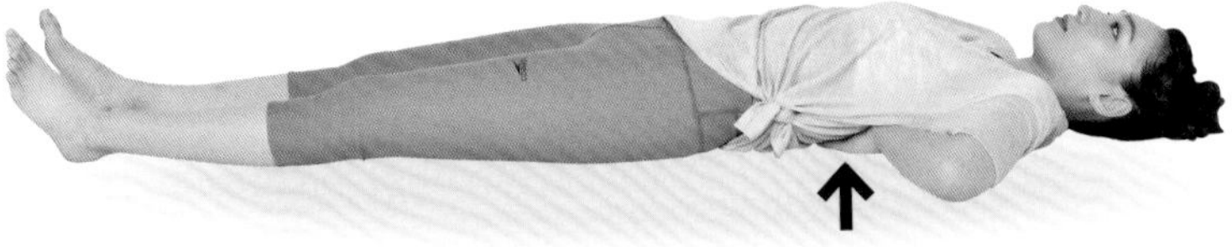

3 両腕の力で上体を起こす

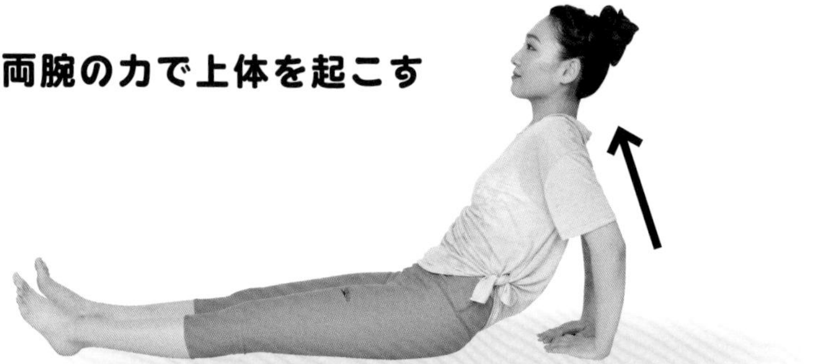

4 痛くないほうの脚を引きつける

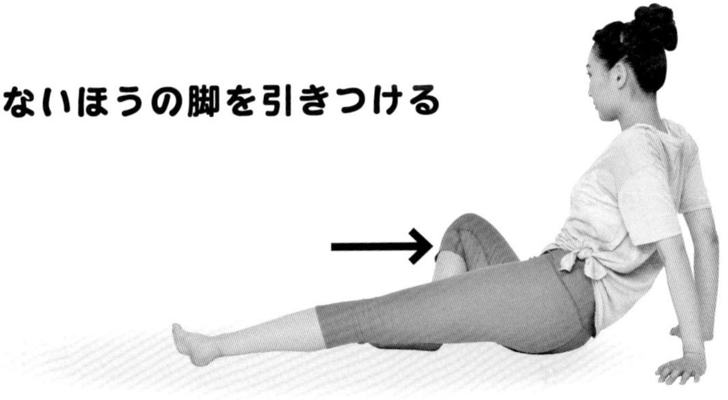

5 痛くない側に反転して痛くないほうのひざと両手の3点で支える

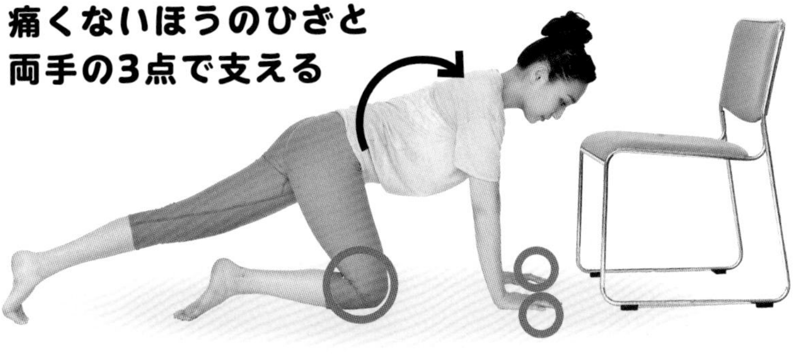

6 手すりなどにつかまり、痛くないほうの脚で立ち上がる

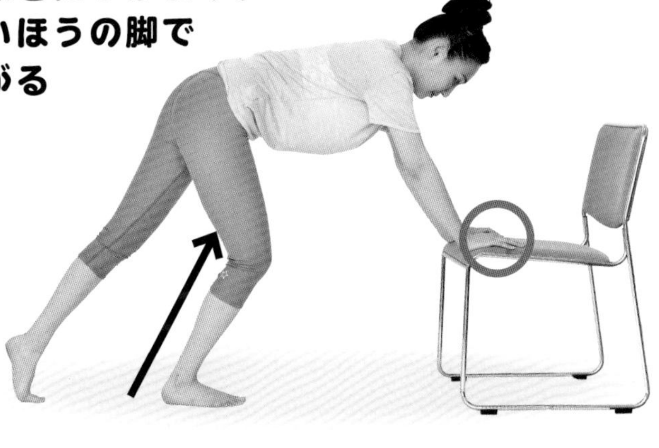

COLUMN❷ 厚底シューズとランナーの股関節痛

現在、長距離ランナーの間で流行しているのが、厚底シューズです。トップアスリートたちが厚底シューズを使用し、記録更新が続出していることから、市民ランナーの間で幅広く利用されています。

しかし、一方で厚底シューズの利用が増えたことで、故障の傾向に変化が生じてきているという報告も。早稲田大学スポーツ科学学術院の鳥居俊教授が箱根駅伝の学生ランナー400人を対象に行ったアンケートによると、厚底シューズ利用者の接地時間が短くなると同時に、厚底を履いた期間に股関節を故障した選手の割合が約2倍になったということです。

理学的な観点からこれらの原因を想像するに、おそらく着地の衝撃が影響しています。普通は関節連動で衝撃を吸収しますが、前足部（つま先周辺）接地で吸収が不十分なまま股関節に衝撃が伝わっている可能性も。そして、走るたびに関節にねじれが加わって、痛みが生じるものと思われます。

速く走るコツは、接地時間を短くすること。しかし、接地時間が短いということは、その一瞬で、体重が落ちて跳ね上がるという衝撃を股関節でまともに受けることになります。反発係数が大きいシューズで瞬間的にポンポン跳ねると、骨盤が不安定になりがちです。衝撃吸収の局面で、体幹が不安定だと、股関節で受けざるを得ません。体幹の筋力が弱いと、骨盤まわりが不安定になり、結果として、股関節に大きな負担がかかることになると考えられます。

第4章

ほぐす！ 動かす！
ガチガチ股関節を
解放する方法

よい姿勢には「幅」がある！
股関節の動きをよくする方法

股関節の動きが全身のバランスに影響

　よい姿勢をイメージするとき、一般的にひとつのよい形に固めようと考えがちです。しかし、人間は常に動くもの。その動きの中で柔軟にバランスをとっています。当然、よい姿勢も重心が一点にとどまるようなものではなく、**動きの中でトータルとしてバランスがよいもの**と考えるのが正解といえるでしょう。

　ときには、重心が前後左右にブレることもあるのが普通です。重心の分布図があるとしたら、結果的に中心のやや前側にある割合が多かった、という姿勢がよい姿勢なのです。そして、柔軟にバランスをとるために重要なのが、股関節を正しく動かせること。股関節は、上下の動きを連動させる関節でもあるため、**股関節の動きが悪くなると、全体の姿勢や動作に影響**します。動きの悪い方向や、筋力の左右差などがあれば、その弱点を補うために、どこかの部位に負担がかかることになります。

　本章では、**「鍛える・ゆるめる・ほぐす・動かす・整える」**という5つのカテゴリーに分けて、股関節の動きをよくする方法を紹介していきます。

股関節の動きをよくする方法

鍛える

1. ヒップアブダクション&クラムシェル ⇒ P.112
2. ダイアゴナル ⇒ P.114
3. キャット&キャメル ⇒ P.115
4. もも上げ ⇒ P.116
5. ヒップリフト ⇒ P.118
6. ボール挟み ⇒ P.120
7. スクワット ⇒ P.121

回数や目安について

体力や股関節の状態には個人差があります。無理をせず、最初は少ない回数から始め、痛みが出ない範囲で行いましょう。痛みが激しい場合は、医師に相談しましょう。

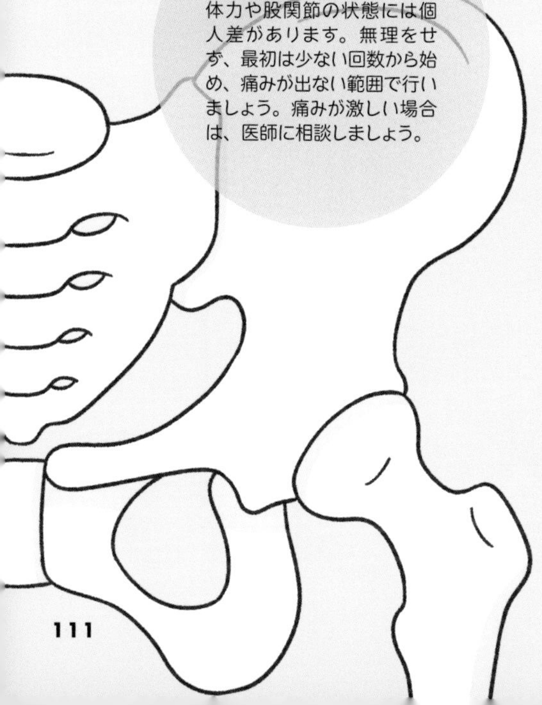

ゆるめる

1. ランジ&腸腰筋ストレッチ ⇒ P.122
2. レッグワイパー ⇒ P.124
3. 開脚ストレッチ ⇒ P.126
4. あぐら ⇒ P.127
5. もも裏タオル伸ばし ⇒ P.128
6. 片脚正座倒し ⇒ P.129
7. ストレッチポールでゆるめる① ⇒ P.130
8. ストレッチポールでゆるめる② ⇒ P.132
9. ストレッチポールでゆるめる③ ⇒ P.134

ほぐす

1. 大臀筋・中臀筋・梨状筋マッサージ ⇒ P.136

動かす

1. 貧乏ゆすり ⇒ P.138
2. 前後左右の脚スイング ⇒ P.139
3. あお向けすりこぎ運動 ⇒ P.140

整える

1. 手を上げて片脚立ち ⇒ P.142
2. あお向け片脚上げ ⇒ P.143
3. 前後にゆらゆら立ち ⇒ P.144

鍛える
1

股関節の動きをよくする方法

ヒップアブダクション&クラムシェル

左右
各10回

股関節を外転させる筋肉を鍛える!

ヒップアブダクション

1

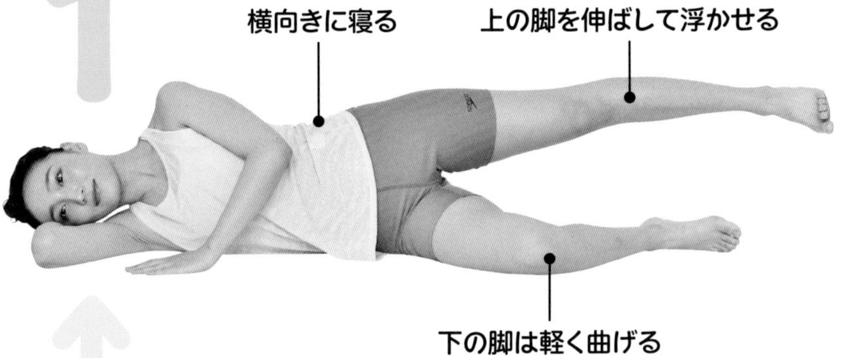
横向きに寝る
上の脚を伸ばして浮かせる
下の脚は軽く曲げる

1・2を
反復

2

つま先は
前に向けたまま
上の脚を上げきる

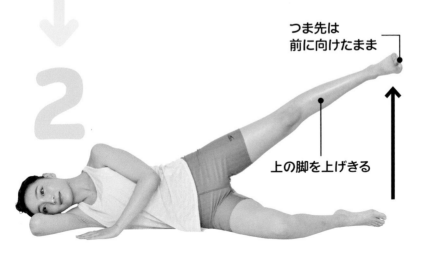

クラムシェル

1

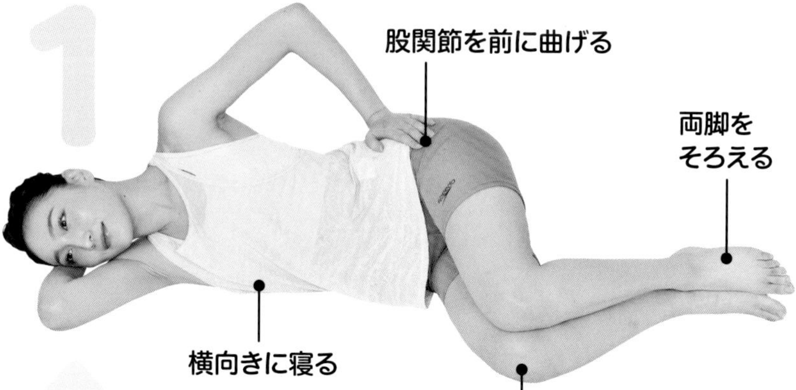
股関節を前に曲げる
両脚を
そろえる
横向きに寝る
ひざを曲げる

**1・2を
反復**

2

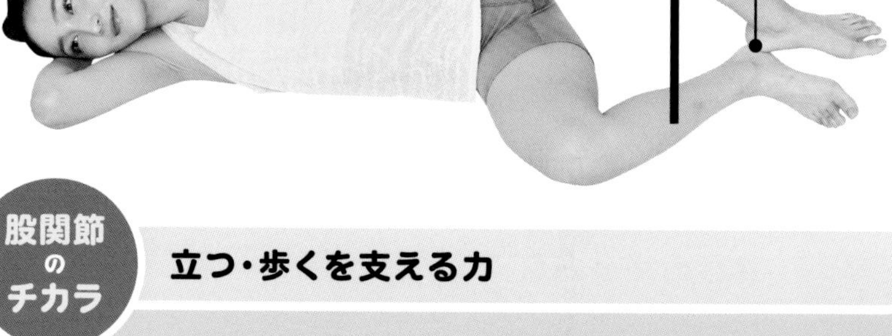
上半身は固定
ひざを思い切り開く
両かかとは
つけたまま

股関節のチカラ　立つ・歩くを支える力

ヒップアブダクションとクラムシェルは、太ももを外側に動かす（股関節の外転）筋肉（中臀筋）を鍛える運動です。中臀筋は、立ち姿勢や片脚立ちのバランスを保つ重要な筋肉なので、立つ・歩くといった動作に大きく影響します。

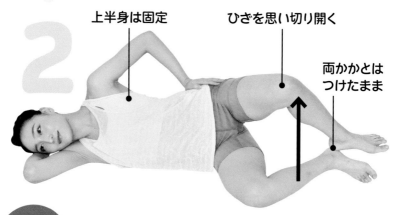

鍛える 2

股関節の動きをよくする方法

ダイアゴナル

左右 各10回

股関節を伸展させるお尻の強化

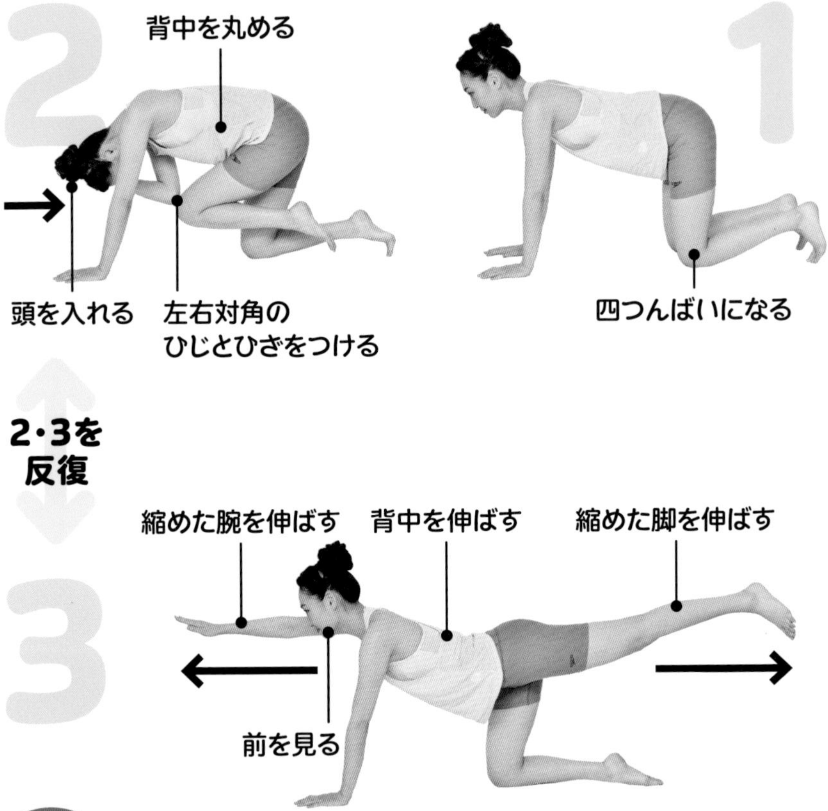

1
四つんばいになる
2
背中を丸める
頭を入れる
左右対角の
ひじとひざをつける
2・3を
反復
3
縮めた腕を伸ばす
背中を伸ばす
縮めた脚を伸ばす
前を見る

股関節のチカラ

歩行の推進力をアップさせる！

脚を持ち上げながら伸ばすことで、股関節を伸展させるお尻の筋肉（大臀筋）を鍛え、歩行や階段昇りでカラダを押していく力を高めます。対角の腕を伸ばすのは、上半身と連動させるバランスの強化と、体幹の筋力アップを狙っています。

鍛える
3

股関節の動きをよくする方法

キャット&キャメル

10回

骨盤の前傾・後傾の動きをレベルアップ

1

背中を丸める
頭を入れる
骨盤を後傾させる
四つんばいになる

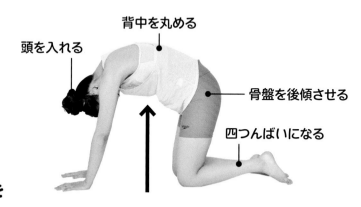

1・2を反復

2

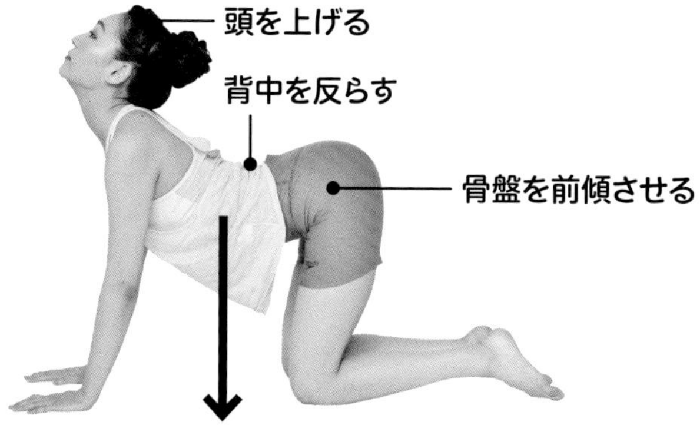
頭を上げる
背中を反らす
骨盤を前傾させる

股関節のチカラ

固まった骨盤まわりの筋肉に信号を送る！

運動不足の生活を送る50〜60代の場合、骨盤まわりの筋肉が硬くなり、骨盤の傾きを前後に動かせないことが多くなります。これらの固まった筋肉を鍛えると同時に、動かすこと（動的ストレッチ）で信号を送り、使えるように整えます。

鍛える
4

股関節の動きをよくする方法

もも上げ

左右
各10回

股関節を正しく屈曲させる筋肉に刺激！

立って行う

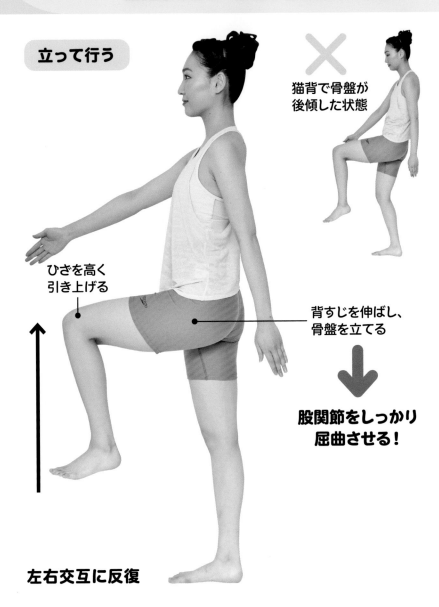

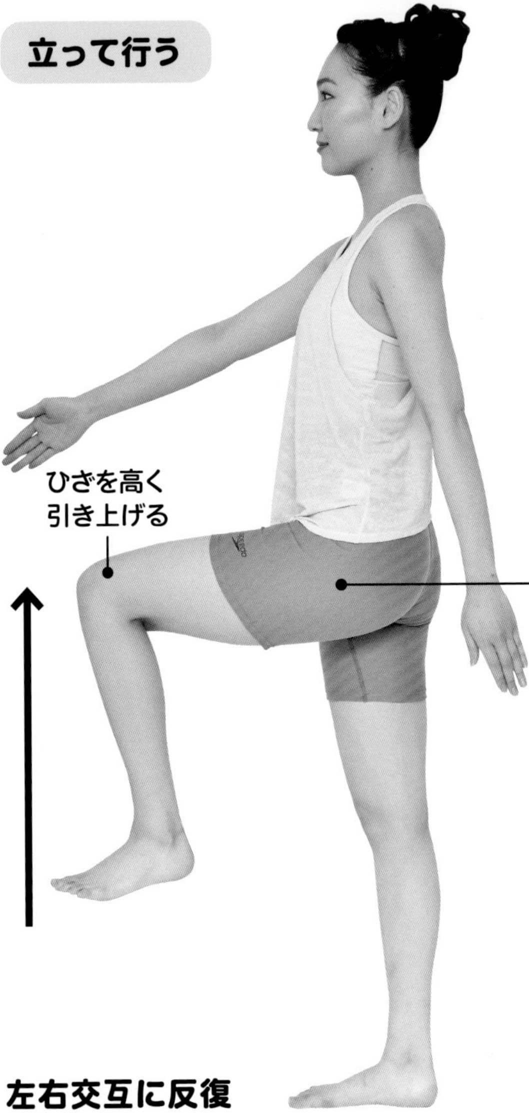
ひざを高く
引き上げる
背すじを伸ばし、
骨盤を立てる
股関節をしっかり
屈曲させる！
左右交互に反復

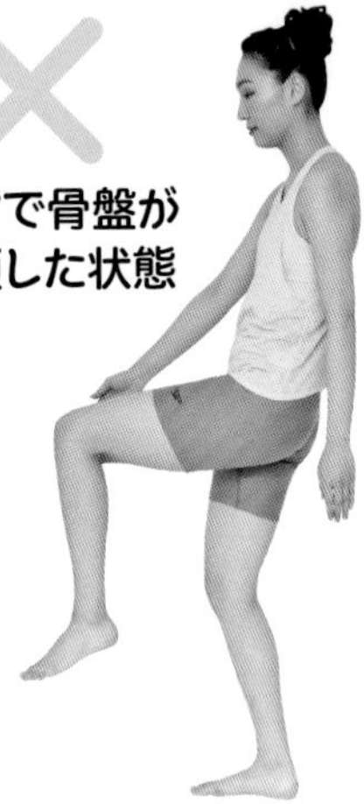
猫背で骨盤が
後傾した状態

座って行う

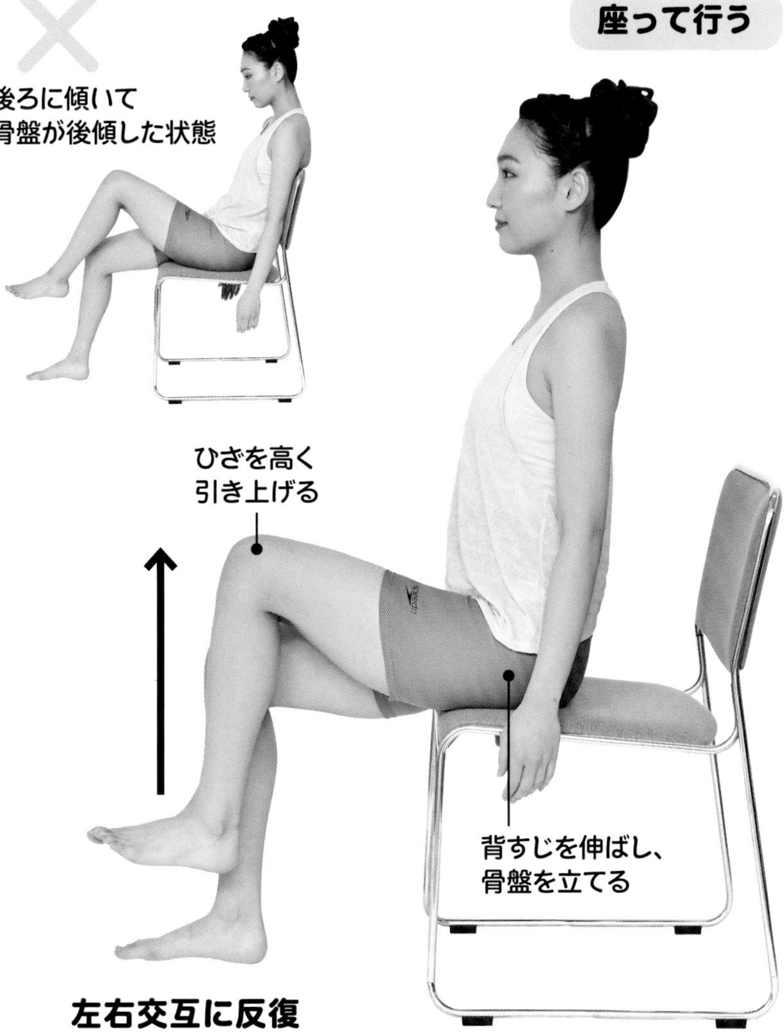
×
後ろに傾いて
骨盤が後傾した状態
ひざを高く
引き上げる
背すじを伸ばし、
骨盤を立てる

左右交互に反復

股関節の
チカラ

骨盤を立てて、ひざを上げる！

骨盤が後傾した状態でひざを上げても、実は股関節はあまり屈曲していません。そのため、骨盤を立てた状態で、ひざを上げることがポイント。腸腰筋（P.22）を鍛えることで、脚を持ち上げる力がつき、転倒予防にもつながります。

鍛える 5

股関節の動きをよくする方法

ヒップリフト

20回

歩行の推進力を生むお尻のレベルアップ！

1

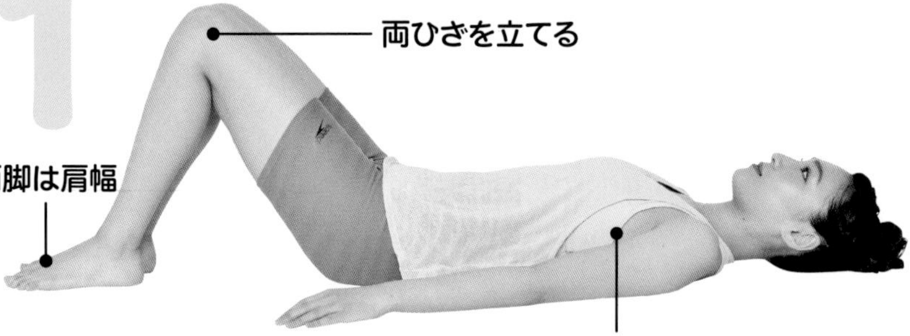

両ひざを立てる
両脚は肩幅
あお向けになる

1・2を反復

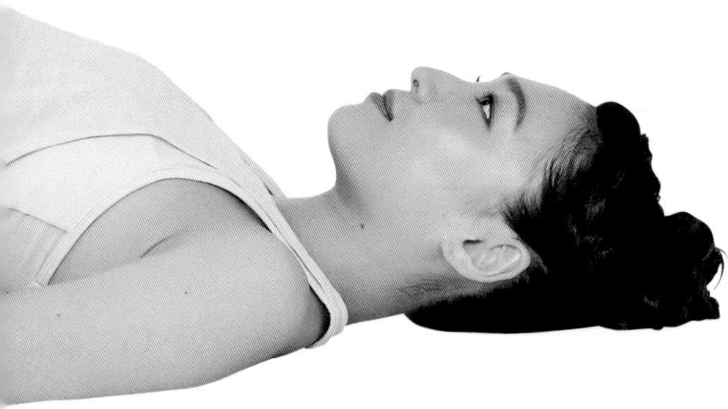

慣れたら片脚で行う

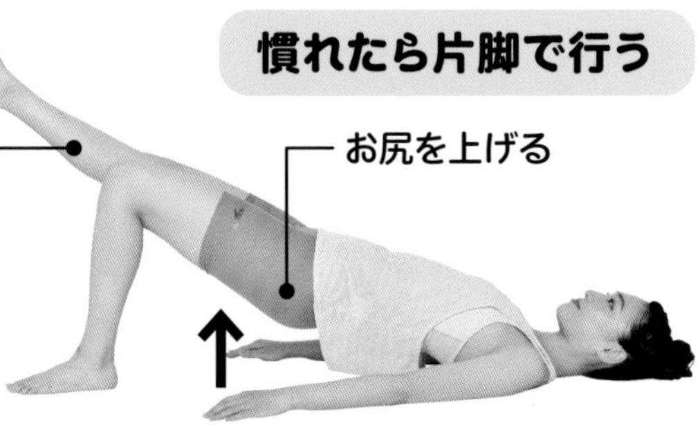

片脚は伸ばしておく
お尻を上げる

脚を組んで行う方法にも慣れたら、片脚を伸ばしてさらに負荷を高める

慣れたら脚を組んで行う

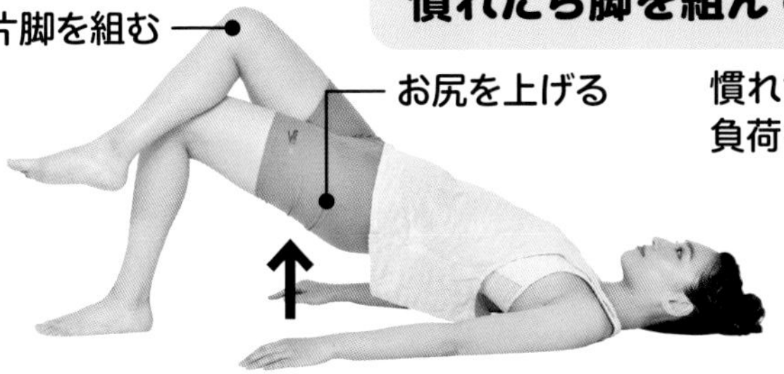
片脚を組む
お尻を上げる

慣れたら脚を組んで少し負荷を高める

2

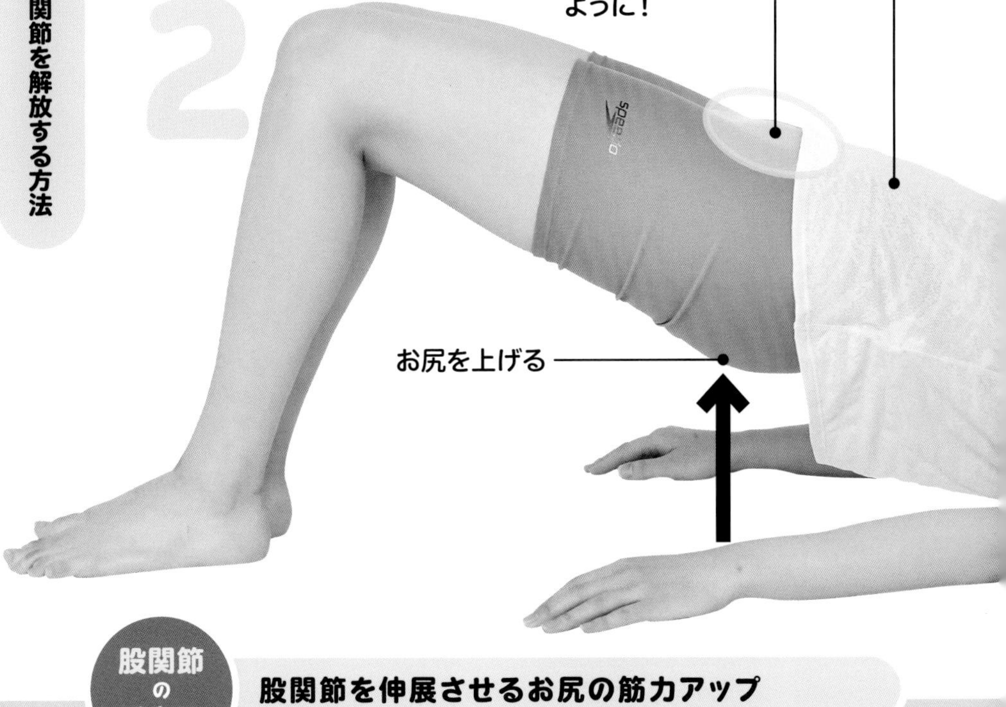
上半身は一直線に
股関節の前側がしっかり伸びるように！
お尻を上げる

股関節のチカラ

股関節を伸展させるお尻の筋力アップ

股関節に問題がある場合は、大臀筋や中臀筋といったお尻の筋力が弱まっていることが多く、歩行の推進力も低下しがち。歩行や立ち上がりのポイントは、お尻を前方に押し込むこと。つまり、股関節を伸展させる力の強化が重要です。

鍛える 6

股関節の動きをよくする方法

ボール挟み

20回

股関節を内転させる筋肉の強化

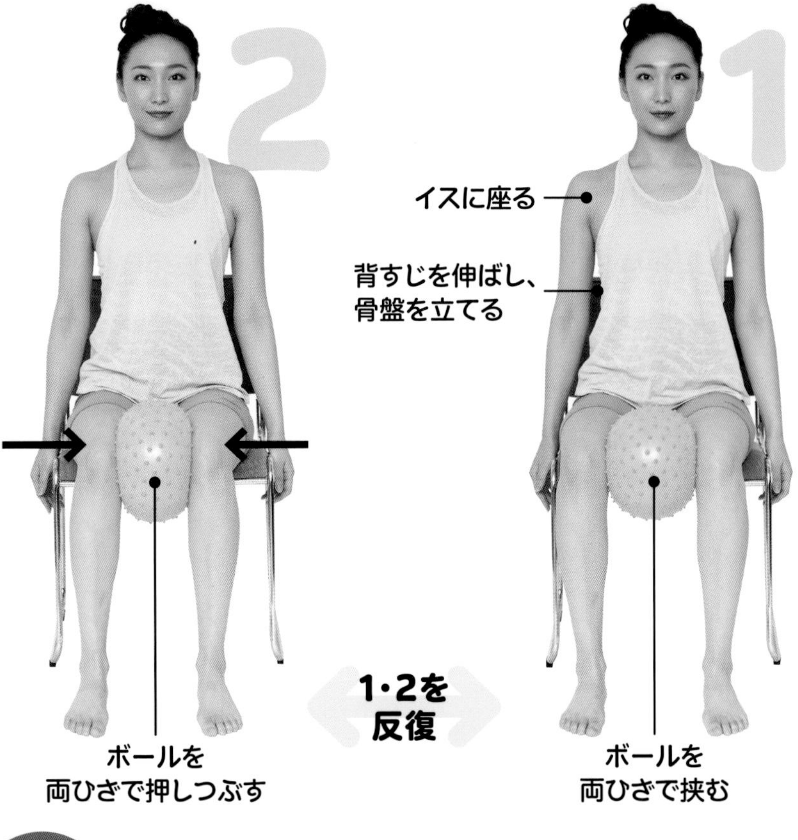

2
1
イスに座る
背すじを伸ばし、
骨盤を立てる
1・2を
反復
ボールを
両ひざで押しつぶす
ボールを
両ひざで挟む

股関節のチカラ

股関節を内転させる力は衰えにくい?

太ももを内側に動かす（股関節の内転）筋肉（内転筋群）の運動です。実は、内転筋群より太ももを外側に動かす外転の筋肉のほうが衰えやすく、内転筋群を鍛える優先度は低いです。内外のバランスを整える意味で実践しましょう。

鍛える 7

股関節の動きをよくする方法

スクワット

10回

下半身全体をまとめて鍛える！

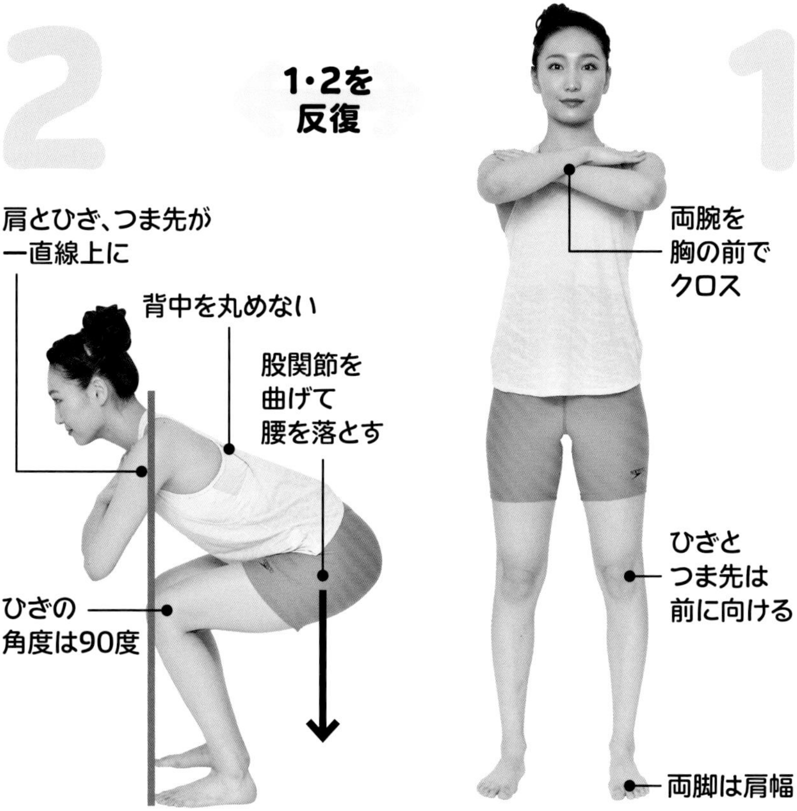
2
1・2を
反復
1
肩とひざ、つま先が
一直線上に
背中を丸めない
股関節を
曲げて
腰を落とす
ひざの
角度は90度
両腕を
胸の前で
クロス
ひざと
つま先は
前に向ける
両脚は肩幅

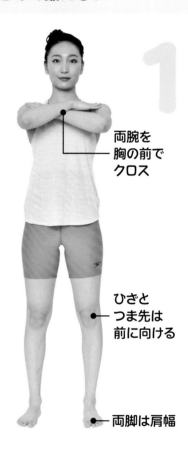

股関節のチカラ

下半身の関節連動と筋力アップ！

スクワットは、下半身全体の筋力アップとして行います。また、腰を落とす動作によって、股関節、ひざ、足首という下半身の３関節の連動性を高め、脚全体をうまく使えるように整えることも狙っています。

ゆるめる 1

股関節の動きをよくする方法

ランジ＆腸腰筋ストレッチ

左右 各10回

ゆるめる観点で、後ろ脚の股関節を伸ばす！

ランジ

2
1·2を反復
1
両腕を
胸の前でクロス
前方に大きく
一歩踏み出す
腰を落とす
後ろのひざは
床につけない
鼠径部を
伸ばす
両脚は肩幅

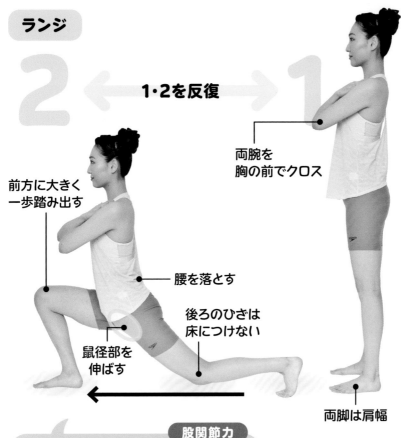

股関節力

大事なのは後ろ脚の股関節

ランジは、前脚の筋力強化の要素もありますが、今回のゆるめるという観点では、後ろ脚の股関節を伸ばすことにあります。鼠径部の伸びをしっかり感じることが大事。

腸腰筋ストレッチ

股関節力

ひざを床につけると、太ももが伸びる

ひざを床につけて固定すると、太ももの筋肉（大腿四頭筋）がよく伸び、ひざが曲がるので、股関節の伸び（伸展）もよくなります。

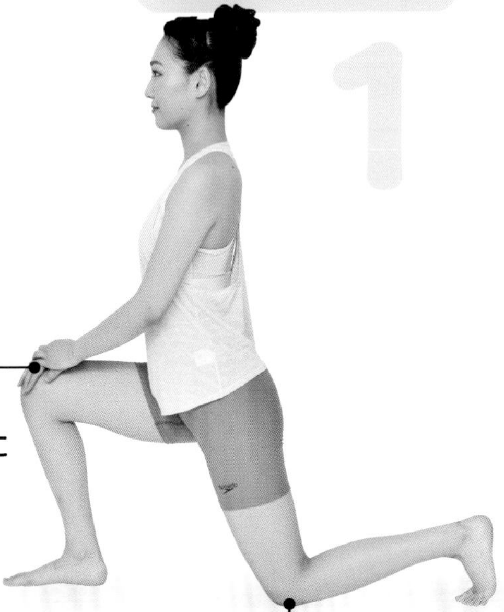
1
両手は
前のひざに
後ろ脚のひざを
床につける

1・2を
反復

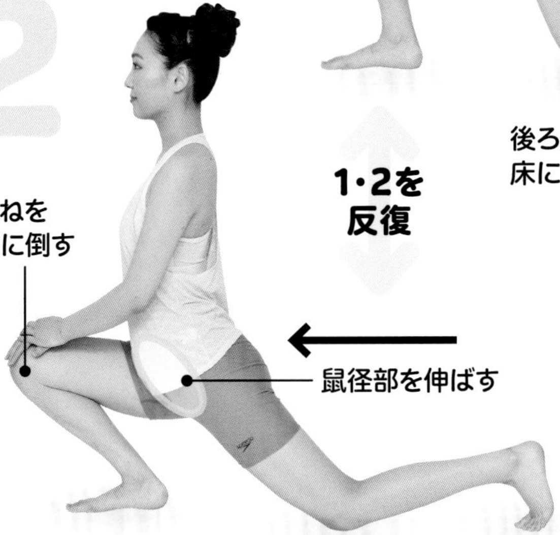
2
すねを
前に倒す
鼠径部を伸ばす

股関節のチカラ　鼠径部を伸ばして緊張をゆるめる

歩行の推進力を出すためには、脚を前に出すより、股関節を伸展させて地面を後ろに押すことのほうが大事。そのためには、鼠径部の筋肉（腸腰筋）をゆるめ、太ももをしっかり後ろに動かせるようにすることが必要です。

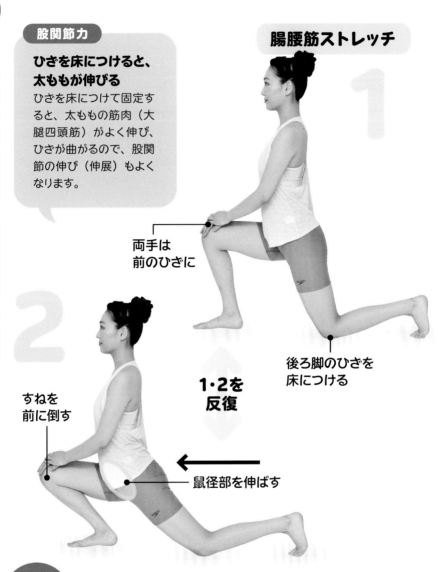

ゆるめる 2

股関節の動きをよくする方法

レッグワイパー

左右 各10回

股関節を内外に軸回転（内旋・外旋）させる運動

片ひざワイパー

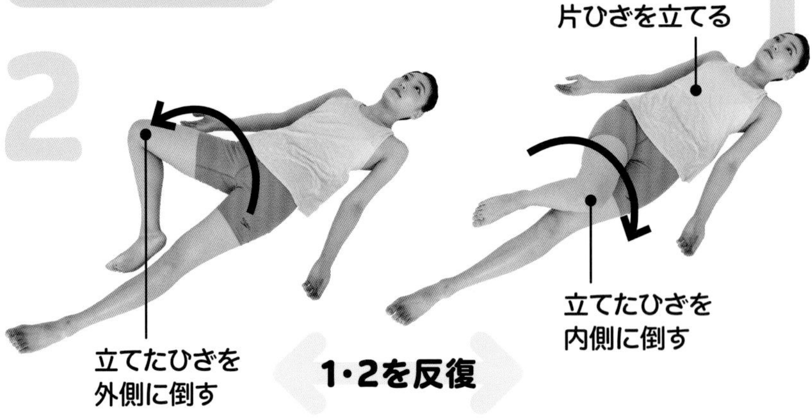
1
あお向けで
片ひざを立てる
立てたひざを
内側に倒す
2
立てたひざを
外側に倒す
1・2を反復

両ひざワイパー

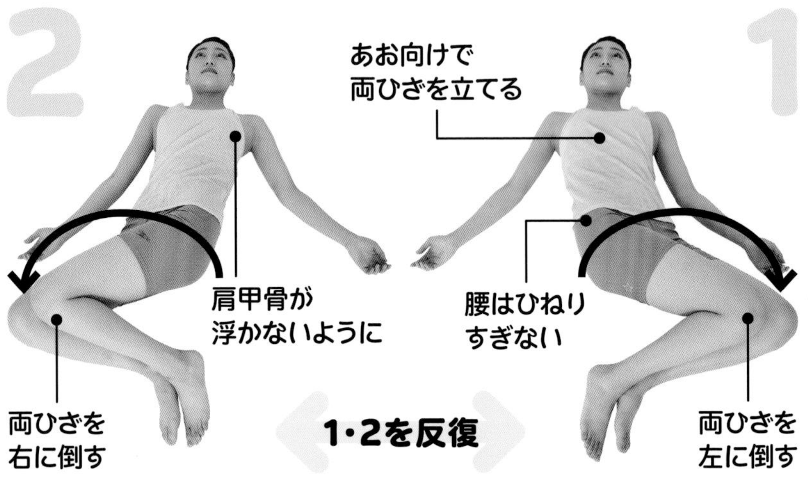
1
あお向けで
両ひざを立てる
腰はひねり
すぎない
両ひざを
左に倒す
2
肩甲骨が
浮かないように
両ひざを
右に倒す
1・2を反復

つま先ワイパー

1

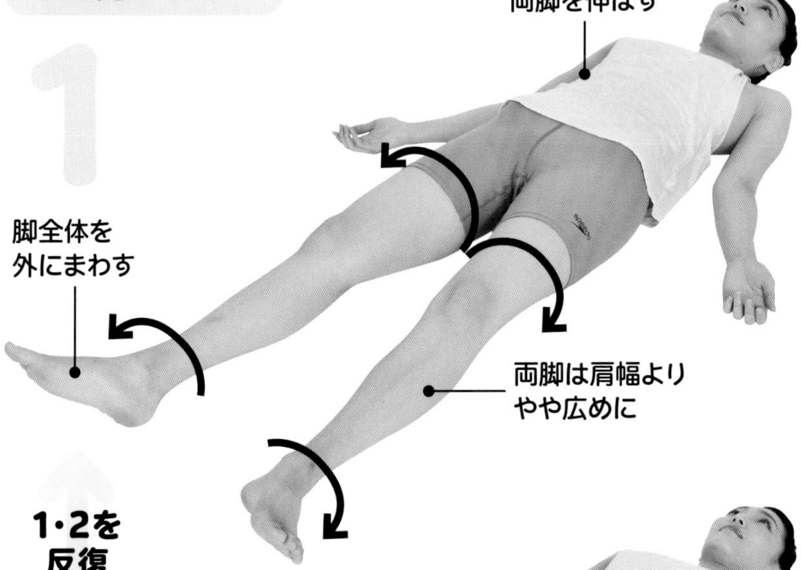
あお向けで
両脚を伸ばす
脚全体を
外にまわす
両脚は肩幅より
やや広めに

1・2を反復

2

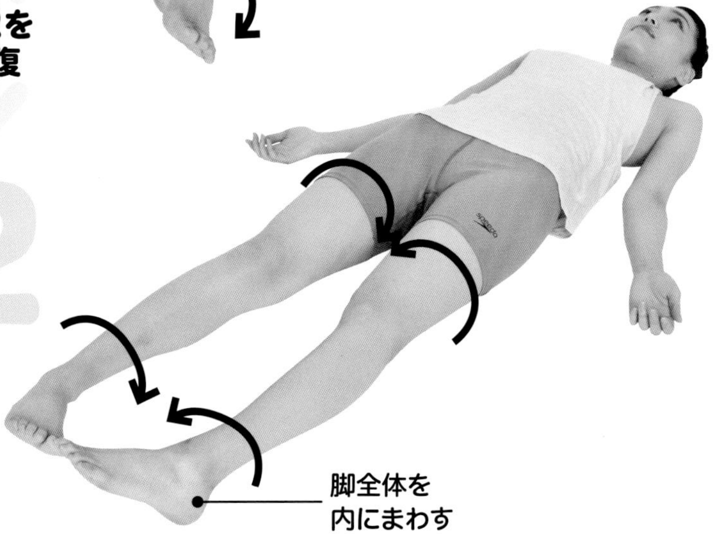
脚全体を
内にまわす

股関節のチカラ　股関節を内外にまわして伸ばす

股関節の内旋・外旋には、お尻の大きな筋肉や細かい筋肉をメイン（太ももの一部の筋肉も）に使います。意識的に動かさないと、可動域が狭まりやすいので、３つの方法で股関節を内外にまわし、固まった筋肉をゆるめていきます。

ゆるめる 3

股関節の動きをよくする方法

開脚ストレッチ

20秒

股関節を外転させるために、内側をゆるめる！

1

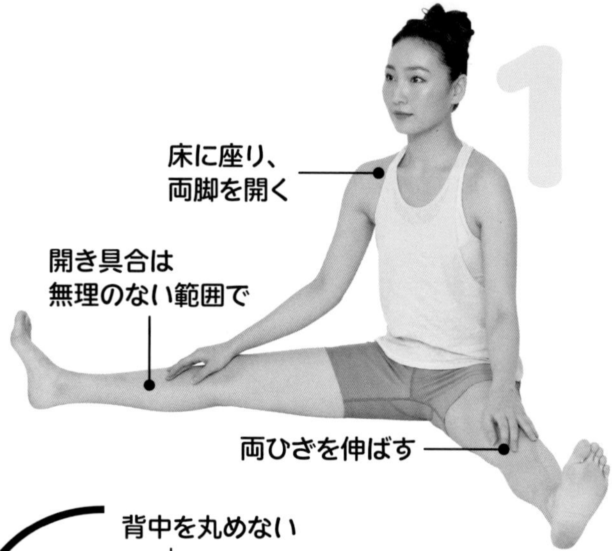
床に座り、
両脚を開く
開き具合は
無理のない範囲で
両ひざを伸ばす

2

20秒
静止

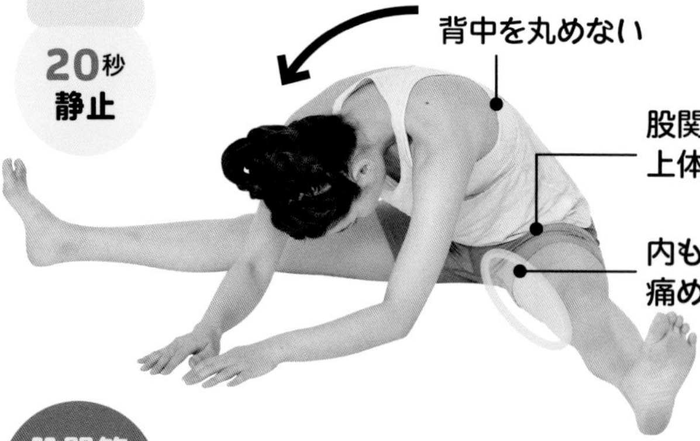
背中を丸めない
股関節から
上体を前に倒す
内ももを
痛めないよう注意

股関節のチカラ

太もも内側にある内転筋群を伸ばす

太ももを外側に動かす＝「股関節の外転」の可動域を広げるには、反対側にある内転筋群をゆるめることが必要です。開脚して股関節から上体を倒していくと、内ももがしっかり伸びます。無理をして内ももを痛めないよう注意しましょう。

ゆるめる 4

股関節の動きをよくする方法

あぐら

20秒

あぐらで両ひざを床につける

1

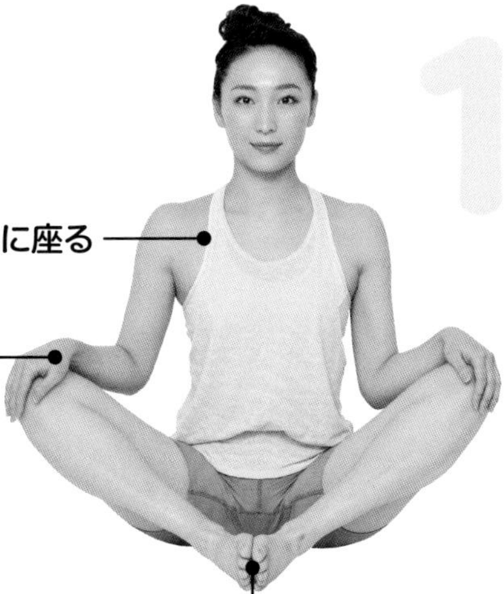
床に座る
両手はひざの内側に
両足の裏を合わせる

2

20秒
静止

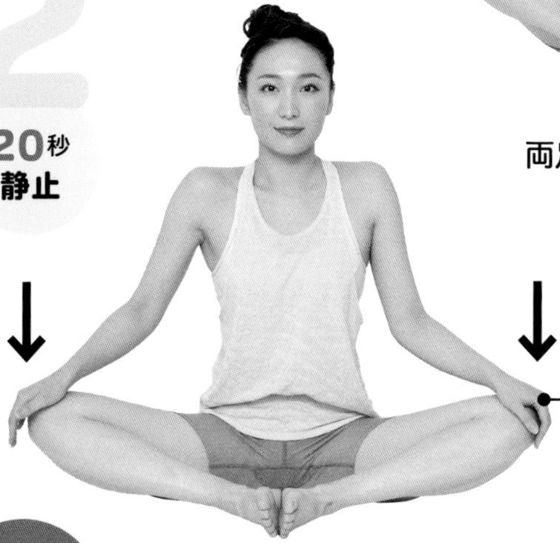
両ひざが
床につくように押す

股関節のチカラ

股関節の内旋に関わる筋肉をゆるめる

あぐらの姿勢をとると、股関節の内旋に関わる筋肉が刺激されます。両足裏を合わせたあぐらの姿勢から、両手でひざを床につけるように押すだけで、内ももがかなり伸ばされます。内ももつけ根を痛めないように注意しましょう。

ゆるめる
5

股関節の動きをよくする方法

もも裏タオル伸ばし

左右
各20秒

太ももの裏側の筋肉をゆるめる!

1

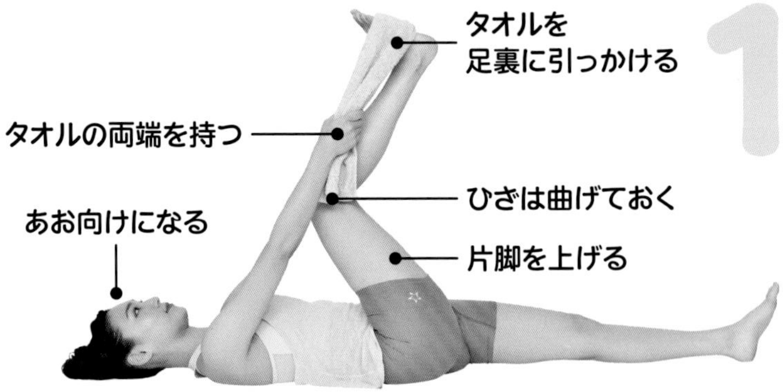
タオルを
足裏に引っかける
タオルの両端を持つ
ひざは曲げておく
あお向けになる
片脚を上げる

2

20秒
静止

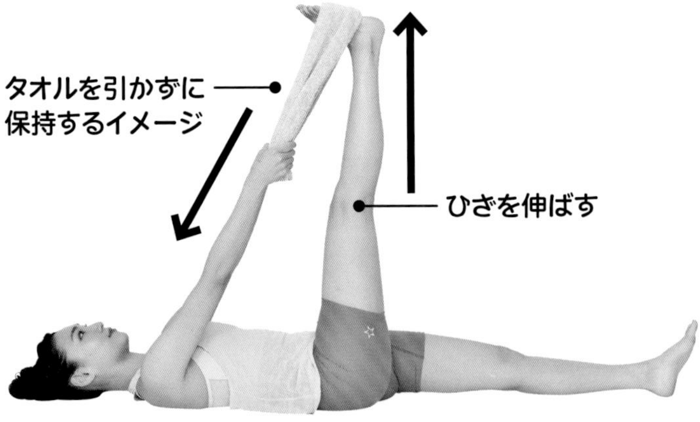
タオルを引かずに
保持するイメージ
ひざを伸ばす

股関節
の
チカラ

もも裏をゆるめると脚が高く上がる

太もも裏側の筋肉(ハムストリングス)のストレッチ。もも裏の筋肉がゆるむと、股関節の屈曲の可動域が広がり、脚が高く上がるようになります。股関節の伸展の機能もよくなるので、歩行の動きがスムーズになります。

ゆるめる 6

股関節の動きをよくする方法

片脚正座倒し

左右 各20秒

太ももの前面の筋肉をゆるめる！

1

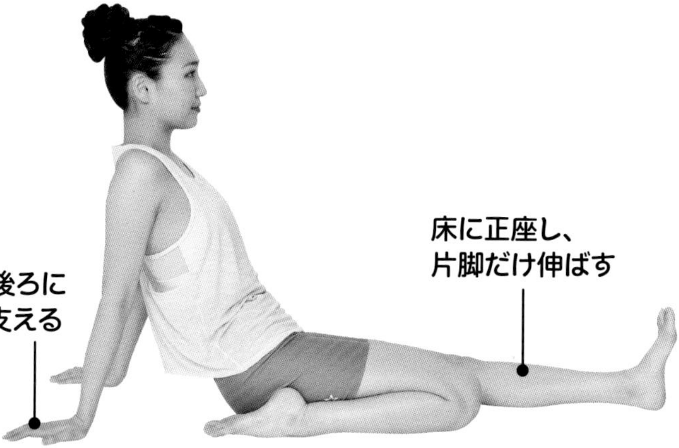
両手を後ろに
ついて支える
床に正座し、
片脚だけ伸ばす

2

20秒 静止

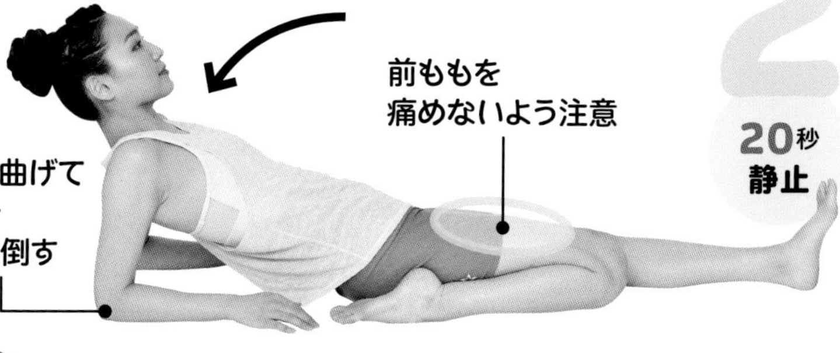
ひじを曲げて
上体を
後ろに倒す
前ももを
痛めないよう注意

股関節のチカラ

太ももの後方への振り幅がアップ

太ももの前面の筋肉（大腿四頭筋）がゆるむと、股関節を伸展させたときの後方への可動域が広がるため、歩行時の歩幅が広くなります。また、骨盤の後傾などの影響で負担がかかりやすい部位なので、緊張をほぐす効果もあります。

ゆるめる
7

股関節の動きをよくする方法

ストレッチポールでゆるめる①

左右
各20秒

ストレッチポールを使って、より効果的にゆるめる

1

20秒
静止

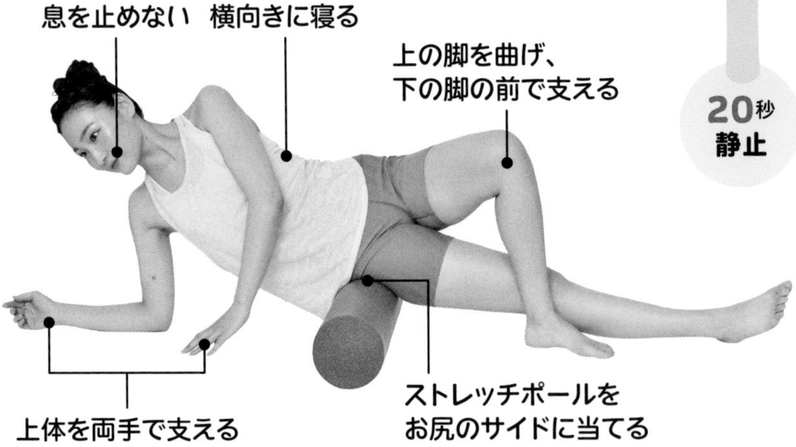
息を止めない
横向きに寝る
上の脚を曲げ、
下の脚の前で支える
上体を両手で支える
ストレッチポールを
お尻のサイドに当てる

2

20秒
静止

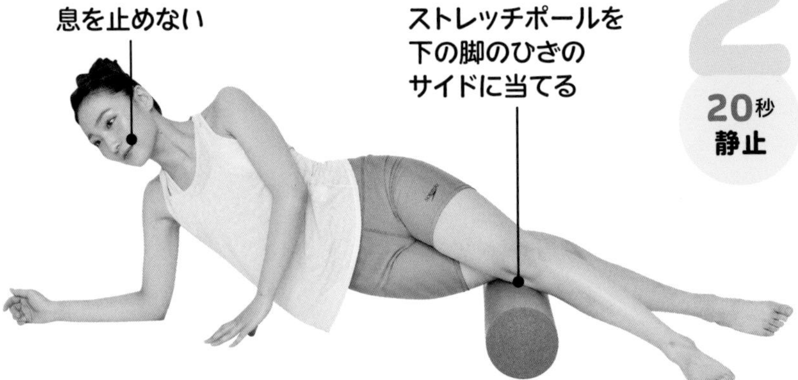
息を止めない
ストレッチポールを
下の脚のひざの
サイドに当てる

ストレッチポールを転がしてほぐす

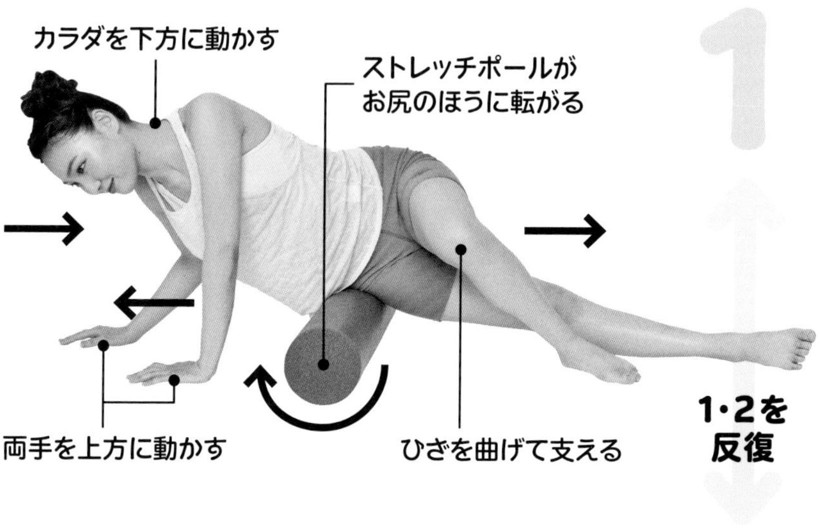
1
カラダを下方に動かす
ストレッチポールが
お尻のほうに転がる
両手を上方に動かす
ひざを曲げて支える
1･2を
反復

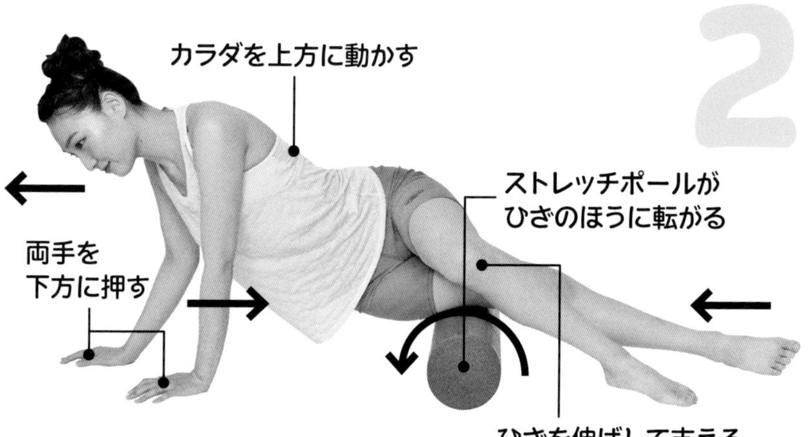
2
カラダを上方に動かす
ストレッチポールが
ひざのほうに転がる
両手を
下方に押す
ひざを伸ばして支える

股関節のチカラ

サイドの中臀筋から大腿筋膜張筋をゆるめる

下半身のバランスを支える股関節の外転に関わる筋肉、お尻と太もものサイドにある中臀筋から大腿筋膜張筋をゆるめます。ストレッチポールによるマッサージ、角度をつけた深めのストレッチによって、ゆるみ効果がさらにアップ。

ゆるめる
8

股関節の動きをよくする方法

ストレッチポールでゆるめる②

左右
各20秒

段差によって股関節の伸展が深くなる！

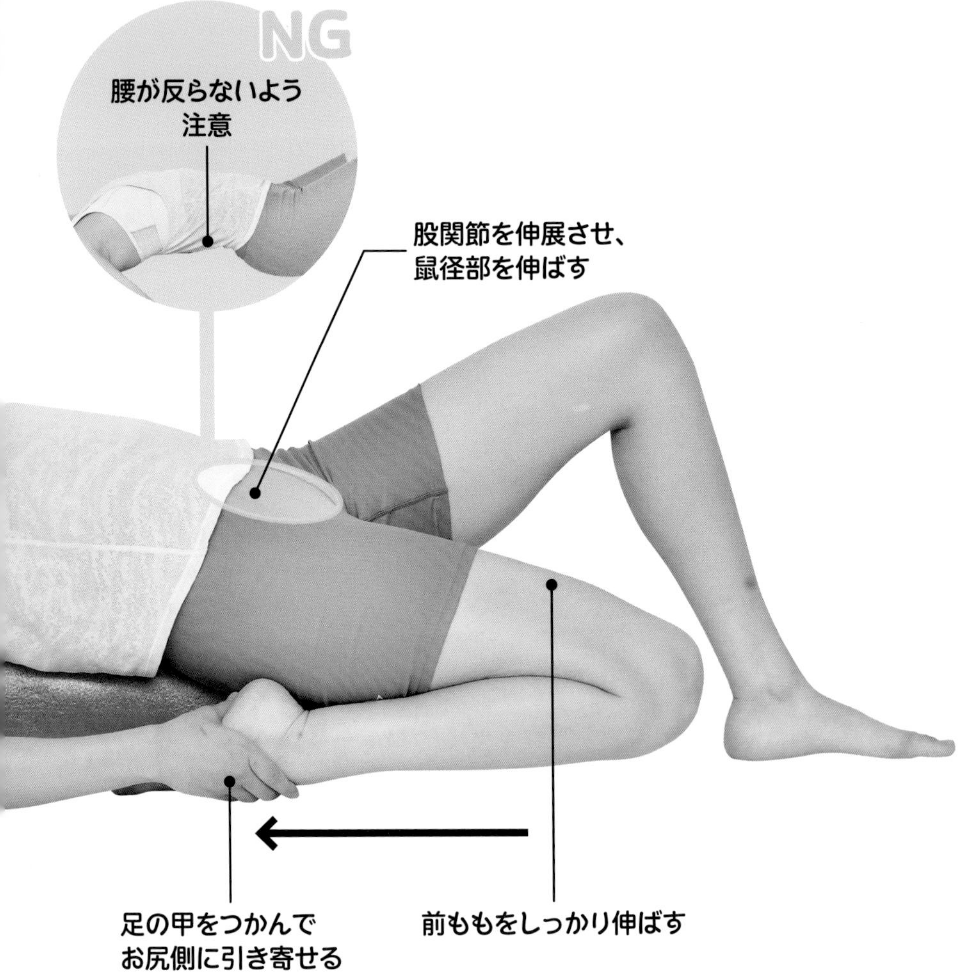
NG
腰が反らないよう
注意
股関節を伸展させ、
鼠径部を伸ばす
足の甲をつかんで
お尻側に引き寄せる
前ももをしっかり伸ばす

1

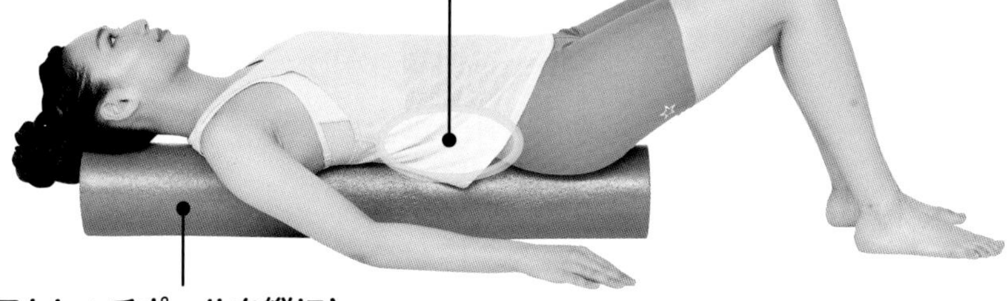
両ひざを立てる
腰を反らない
ストレッチポールを縦にし、
その上にあお向けになる

2

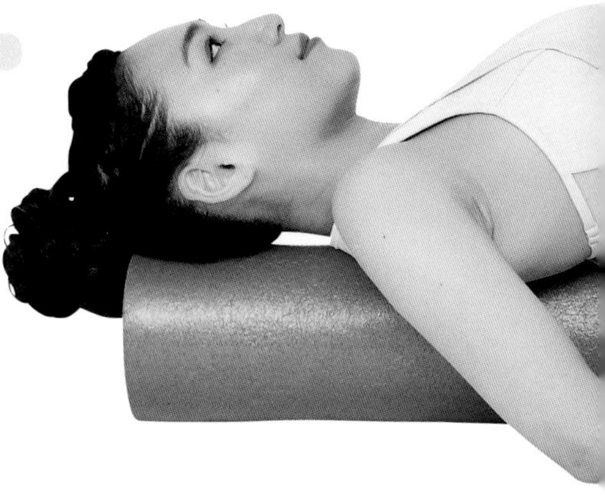

股関節のチカラ

股関節の伸展をより深く

背中が丸まり、骨盤が後傾した状態で固まると、股関節が伸展しにくくなります。ストレッチポールで床からの距離をつくることで、鼠径部をより深く伸ばせるため、腸腰筋や大腿四頭筋がゆるみ、股関節の伸展の可動域が広がります。

ゆるめる
9

股関節の動きをよくする方法

ストレッチポールでゆるめる③

左右
各20秒

股関節を伸展させるストレッチ

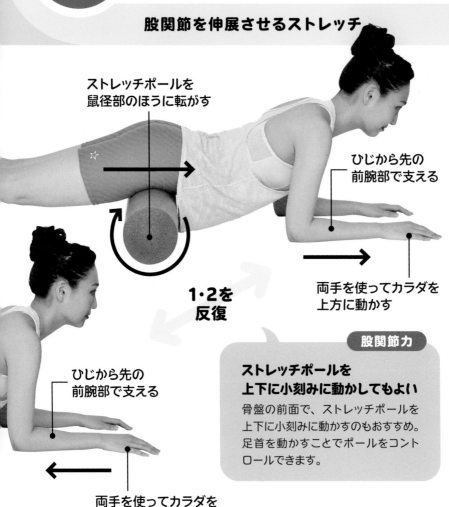

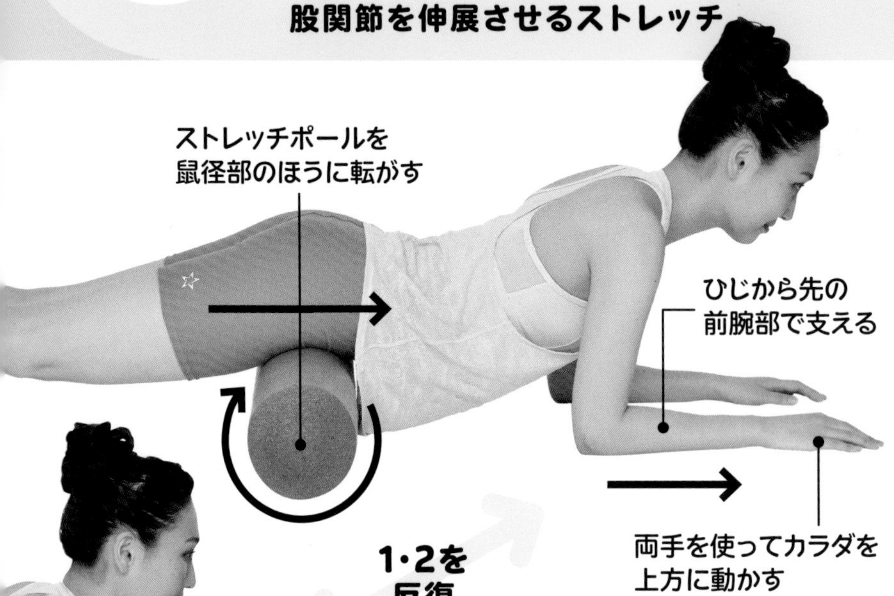
ストレッチポールを
鼠径部のほうに転がす
ひじから先の
前腕部で支える
両手を使ってカラダを
上方に動かす
1・2を
反復

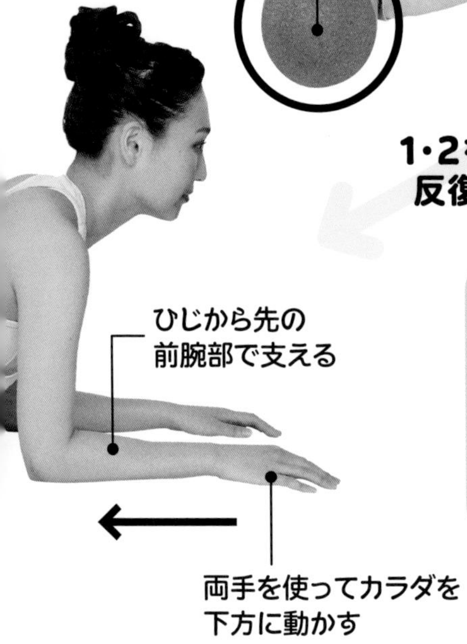
ひじから先の
前腕部で支える
両手を使ってカラダを
下方に動かす

股関節力

ストレッチポールを
上下に小刻みに動かしてもよい

骨盤の前面で、ストレッチポールを上下に小刻みに動かすのもおすすめ。足首を動かすことでポールをコントロールできます。

股関節力

股関節を屈曲させる筋肉をほぐす

骨盤前面にある腸腰筋や大腿直筋は、股関節の屈曲に関わる筋肉。この部分に直接圧がかかり、マッサージ効果でゆるみます。

1

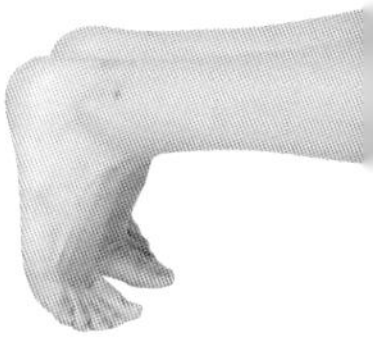

股関節力

鼠径部を床に近づけるほど股関節が伸展する

ストレッチポールが下方に移動し、股関節が床に近づくほど、股関節がより深く伸び、股関節前面のストレッチ効果が増します。

2

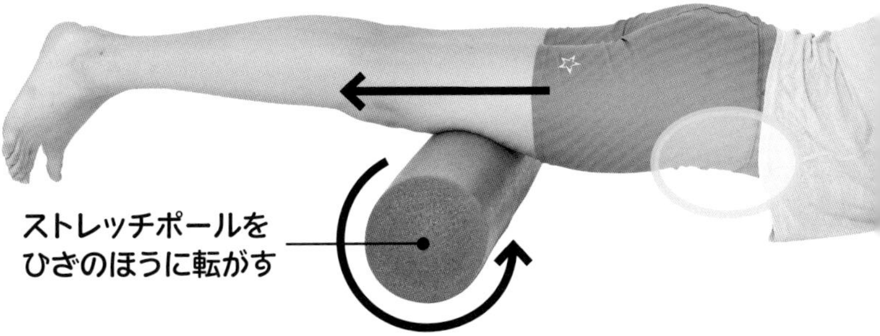

股関節のチカラ　前面の腸腰筋から大腿直筋をゆるめる

ストレッチポールを骨盤からひざ上までの前面に当てて動かすことで、腸腰筋から大腿直筋までをゆるめます。股関節を深く伸展させるストレッチ効果、筋肉に体重の圧が直接かかるマッサージ効果を期待できます。

各10秒

ほぐす 1

股関節の動きをよくする方法

大臀筋・中臀筋・梨状筋マッサージ

お尻の重要な筋肉にダイレクトに圧をかける

大臀筋マッサージ

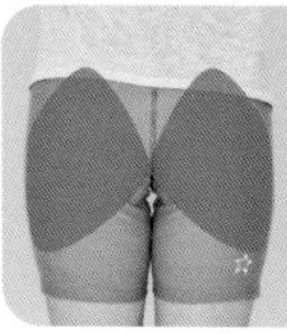

この範囲にテニスボールを当てる

10秒ずつ位置をずらしながら圧をかける

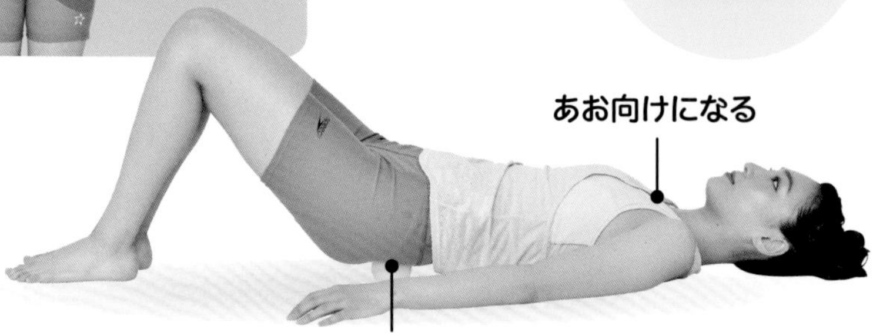
あお向けになる
大臀筋にテニスボールを当てる

中臀筋マッサージ

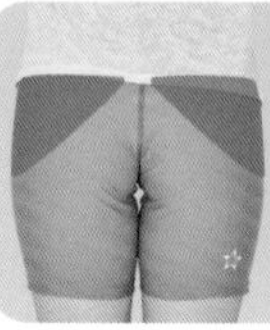

この範囲にテニスボールを当てる

左右各10秒静止

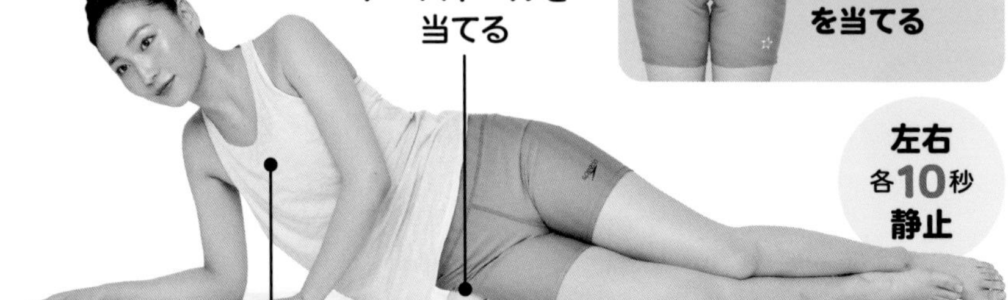
横向きに寝る
中臀筋にテニスボールを当てる
上体を軽く起こす

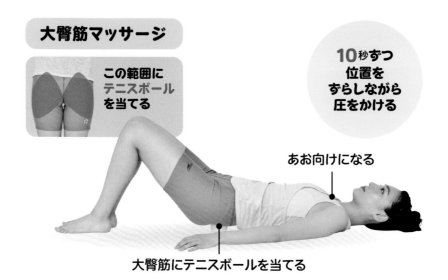

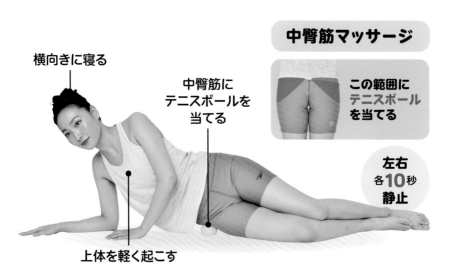

梨状筋マッサージ

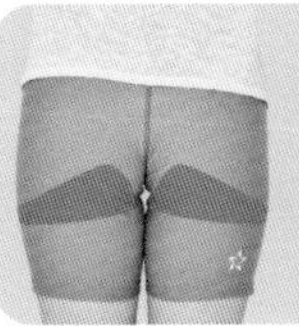

**この範囲に
テニスボール
を当てる**

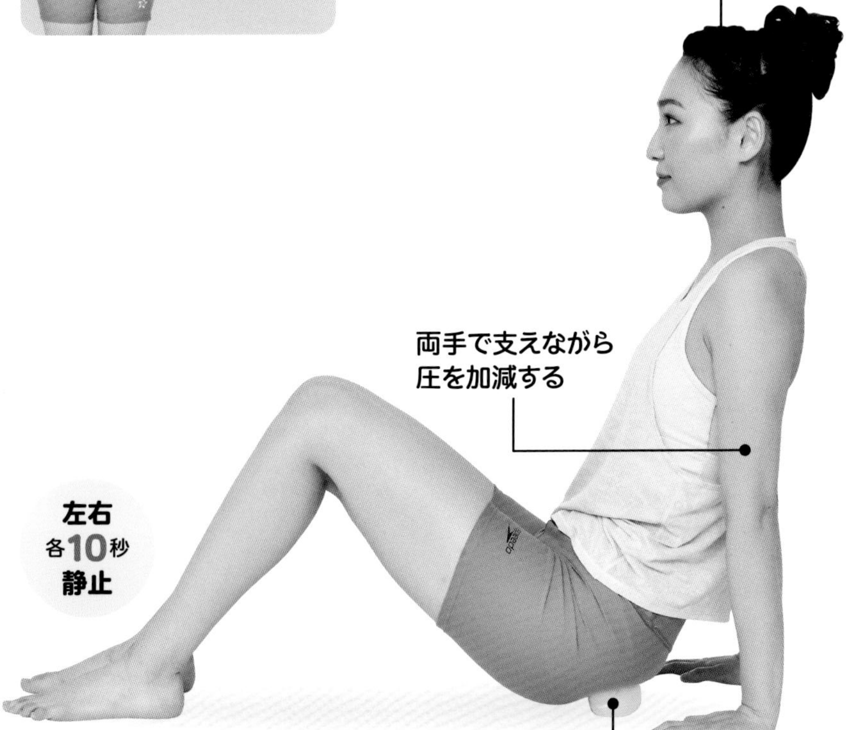
床に座る
両手で支えながら
圧を加減する
梨状筋に
テニスボールを当てる

**左右
各10秒
静止**

股関節のチカラ

股関節の伸展、外転、外旋の筋肉をほぐす

硬式テニスボールをお尻に敷いて圧をかけ、筋肉（大臀筋、中臀筋、梨状筋）へのマッサージ刺激で、股関節の動きをよくします。これらの筋肉は、股関節の伸展、外転、外旋の動きに関わり、動作改善のほか腰痛などにも効果があります。

動かす 1

股関節の動きをよくする方法

貧乏ゆすり

左右 各30秒

カラダに負担をかけずに股関節を刺激する方法

股関節力

一番カンタンな刺激

股関節をあまり動かせない人に、痛むことなく、股関節への力学的な刺激を与える方法です。

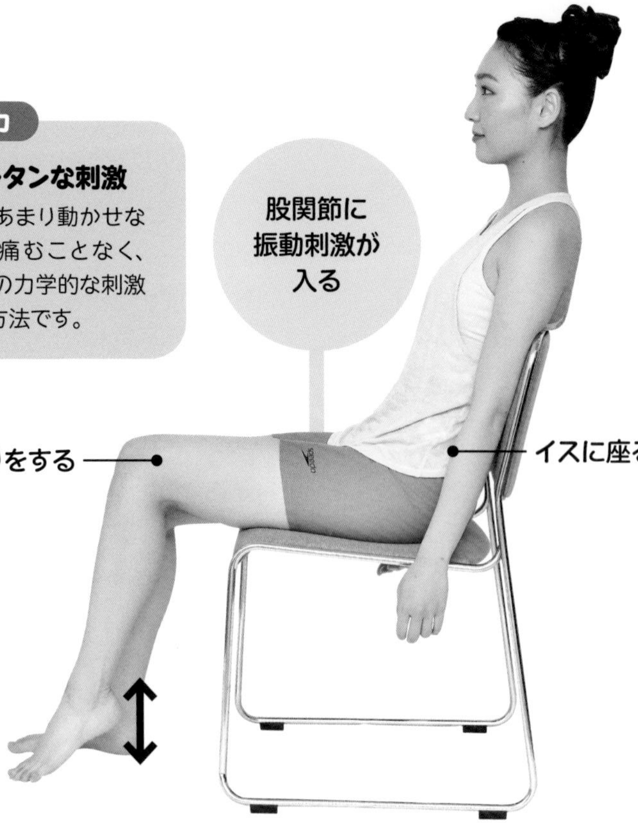
股関節に振動刺激が入る
貧乏ゆすりをする
イスに座る

股関節のチカラ

股関節には活動刺激が必要！

痛みなどで股関節を動かせない場合、それでも関節に活動刺激を与えなければ、血流促進、滑液の循環、軟骨の保持といった必要な働きが低下してしまいます。そこで、カラダに負担のない振動刺激を股関節に与えます。

動かす
2

股関節の動きをよくする方法

前後左右の脚スイング

左右
各10回

屈曲&伸展、内転&外転の大きな動きで刺激

前後スイング

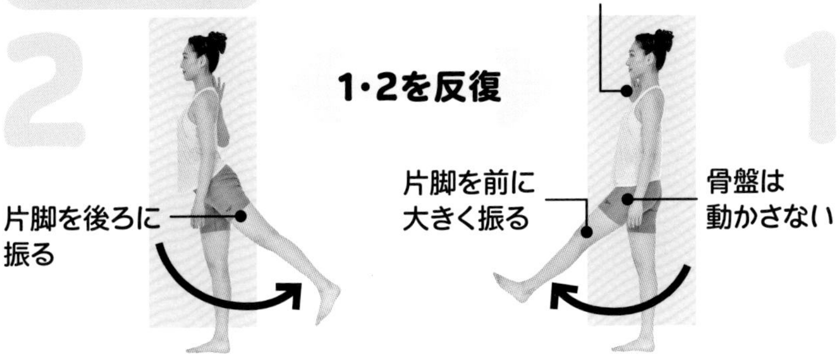
2
1·2を反復
1
壁に手をつく
片脚を後ろに
振る
片脚を前に
大きく振る
骨盤は
動かさない

左右スイング

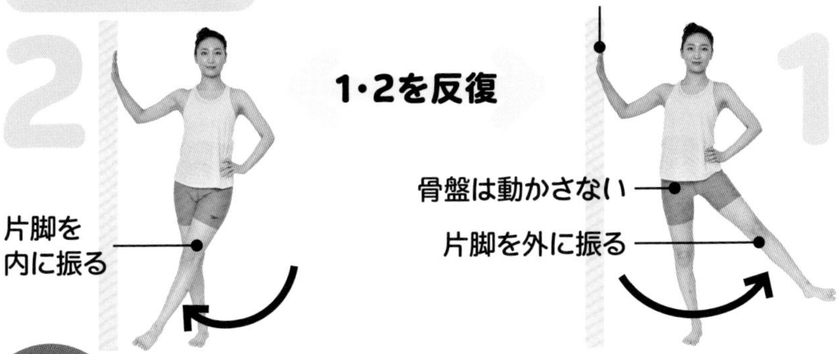
2
1·2を反復
1
壁に手をつく
片脚を
内に振る
骨盤は動かさない
片脚を外に振る

股関節のチカラ

可動域を広げる動的ストレッチ

股関節を前後左右に大きくスイングすることで、可動域を広げつつ、動かしながら筋肉をほぐしていきます（動的ストレッチ）。実際に大きく動かすと、運動の信号が筋肉に伝わり、普段の歩行などにもよい影響を与えます。

動かす 3

股関節の動きをよくする方法

あお向けすりこぎ運動

左右 各10回

股関節の縁をたどって全体を使う

1

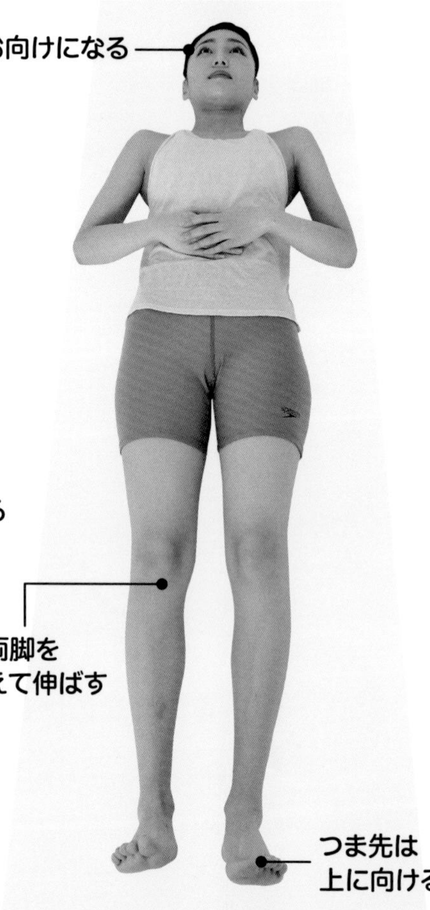
あお向けになる
両脚を
そろえて伸ばす
つま先は
上に向ける

2

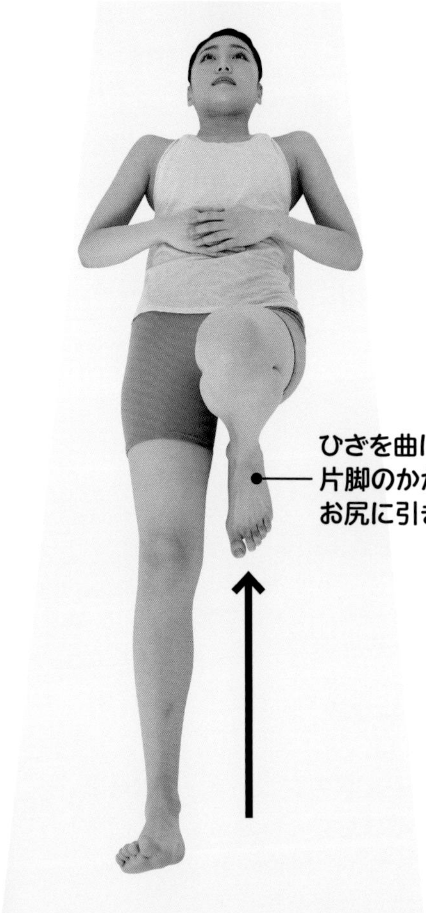
ひざを曲げ、
片脚のかかとを
お尻に引きつける

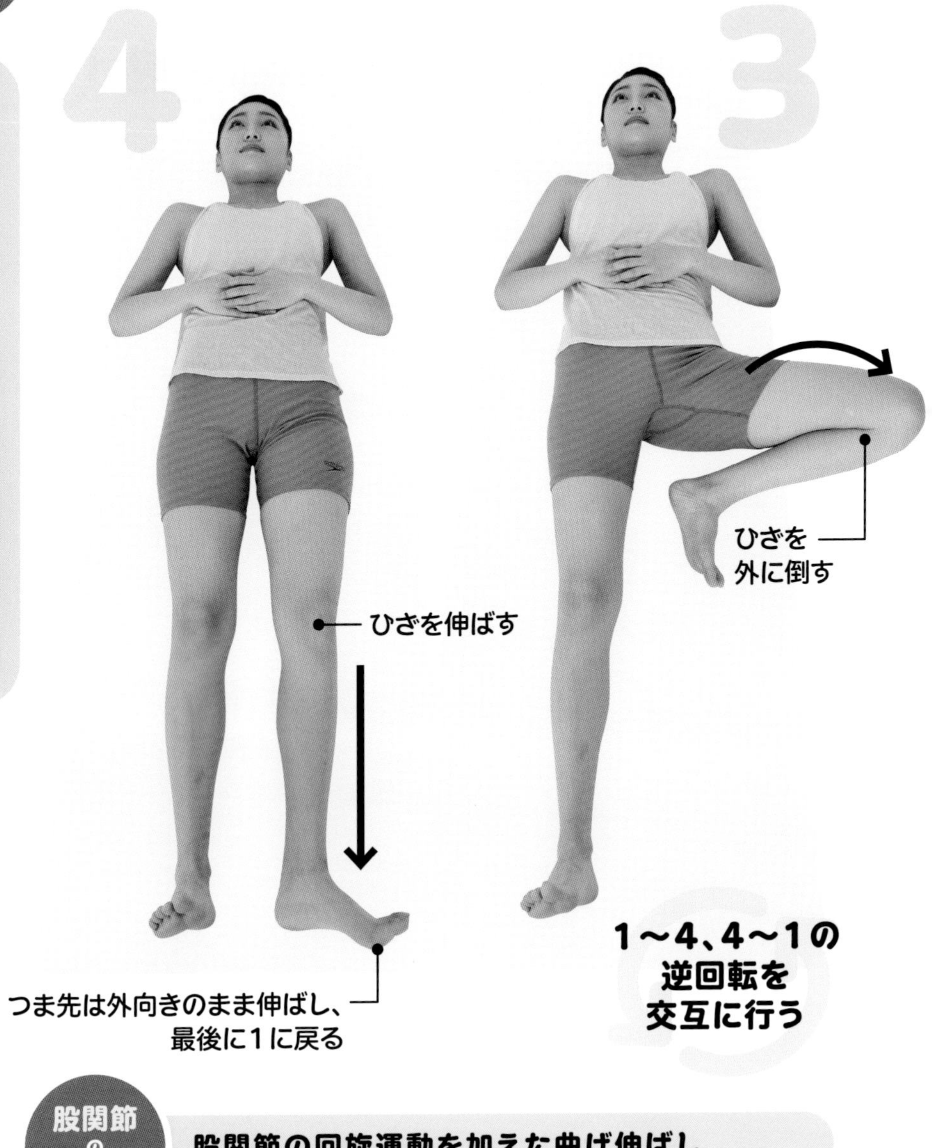
3
ひざを
外に倒す
4
ひざを伸ばす
つま先は外向きのまま伸ばし、
最後に1に戻る
1〜4、4〜1の
逆回転を
交互に行う

股関節のチカラ

股関節の回旋運動を加えた曲げ伸ばし

寛骨臼をすり鉢、大腿骨をすりこぎ棒とイメージし、すり鉢の縁をたどるようにすりこぎ棒で大きくまわす運動です。可動域のギリギリまでゆっくりと正しく動かしていきます。動かせる範囲を広げる、もしくは維持することが目的です。

整える
1

股関節の動きをよくする方法

手を上げて片脚立ち

左右
各20秒

現在の姿勢を意識し、動きの状態を確認する

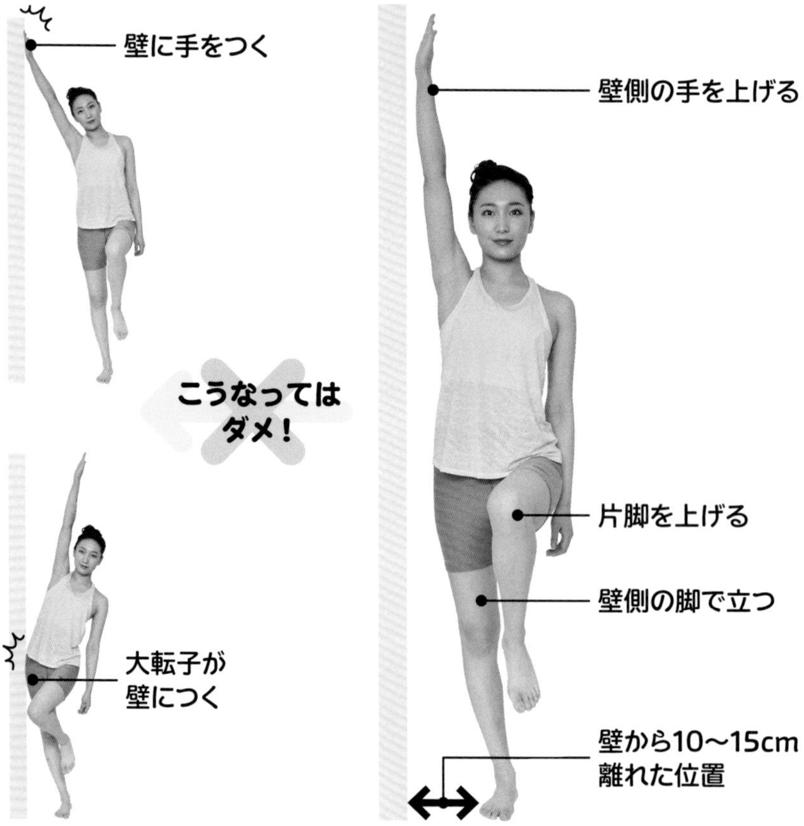

壁に手をつく
こうなっては
ダメ！
大転子が
壁につく
壁側の手を上げる
片脚を上げる
壁側の脚で立つ
壁から10～15cm
離れた位置

股関節
の
チカラ

中臀筋の筋力や機能のチェック

現状の姿勢や動作、機能をチェック。壁際に片脚立ちして片腕を上げる動作によって、股関節まわりのコントロールや、中臀筋の筋力、機能性を確認できます。手や骨盤の横（大転子）が壁につくと、問題ありとなります。

整える 2

股関節の動きをよくする方法

あお向け片脚上げ

左右
各20秒

股関節の左右差や動きのクセをチェック

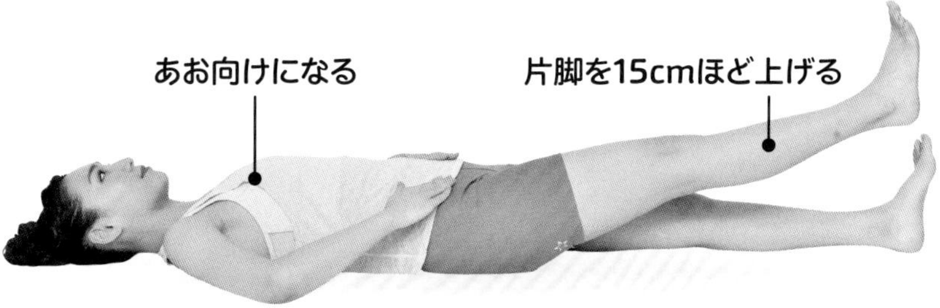
あお向けになる
片脚を15cmほど上げる

こうなってはダメ！

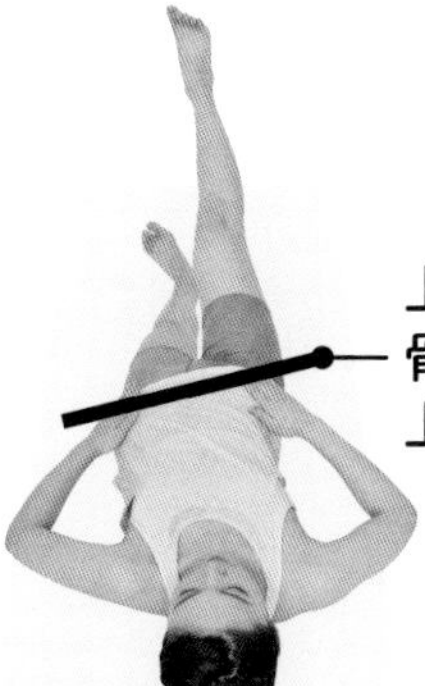
上げた脚側の
骨盤が
上方に浮く

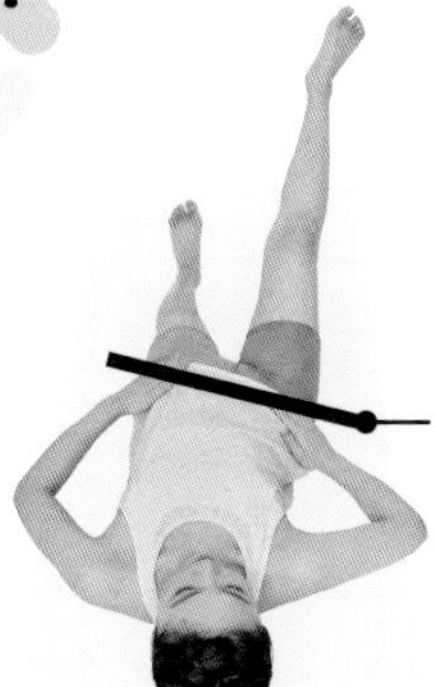
上げた脚側の
骨盤が
床側に傾く

股関節のチカラ

骨盤が左右に傾くと体幹が弱い

脚を伸ばして浮かせたときの、骨盤の左右の傾きを確認します。脚を上げた側、もしくは反対側に傾いてしまう場合、体幹をねじらないと股関節を動かせないという体幹連動のクセや、股関節の左右差があることを示しています。

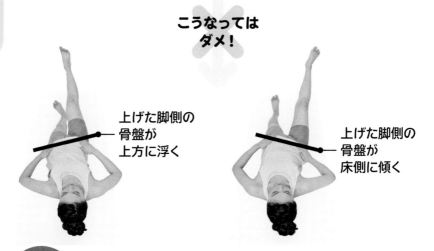

整える
3

股関節の動きをよくする方法

前後にゆらゆら立ち

20秒

流動的な重心バランスのチェック

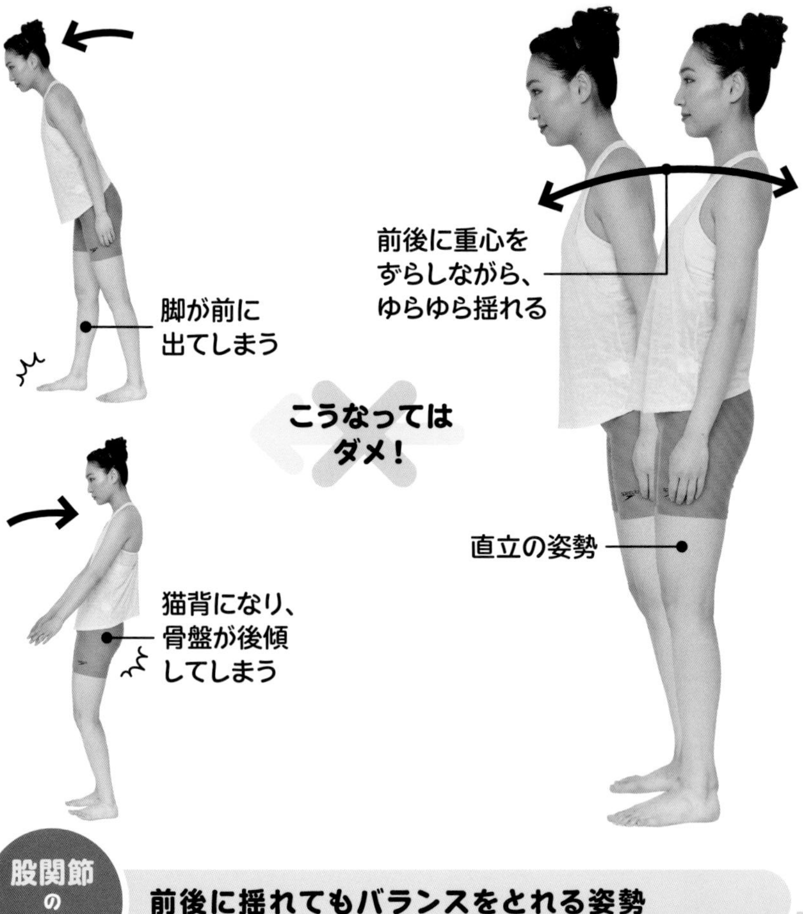
脚が前に
出てしまう
こうなっては
ダメ！
猫背になり、
骨盤が後傾
してしまう
前後に重心を
ずらしながら、
ゆらゆら揺れる
直立の姿勢

股関節のチカラ

前後に揺れてもバランスをとれる姿勢

よい姿勢は柔軟にバランスがとれます。常に良好なバランスを維持するには、股関節を中心とした、下半身の関節連動が重要です。この連動性を測るテストとして、あえて前後に揺れながら、立ち姿勢をキープできるかをチェックします。

第5章

股関節治療の最前線

股関節の治療法

年齢や病状によって治療法の選択肢はさまざま！

治療法はケースによって選択

股関節の病気や障害を発症した場合、現在においては、さまざまな治療法があります。これらの治療法は、年齢や病状などを考慮し、適切な方法が選択されます。

小児や乳幼児の場合は、できるだけ早期の治療が望まれます。成長軟骨板をはじめ、骨組織は未発達で成長過程にあるため、早期に治療ができれば、適切な**保存療法**で治るケースが多くなります。

一方、成人の股関節疾患は、長い時間をかけてゆっくり病状が悪化していくことがほとんど。ガマンしてしまうケースも多く見られ、放っておいた時間が長くなるほど重症化しやすく、骨切り術や人工股関節に置換する**手術療法**の確率が高くなります。

手術以外の保存療法に関しては、基本的に短期的な痛みの軽減に役立てることが多く、根本的な病気の改善につながる選択肢は多くありません。

また、これらの既存の治療法のほかに、人工股関節の手術をコンピュータ支援ロボットが行うという**ロボット手術**や、幹細胞を利用した**再生医療**など、新しい治療法も注目されています。

股関節の治療法

股関節の手術法

❶ 人工股関節置換術（THA）⇒P.148
❷ 骨切り術 ⇒ P.152
❸ 股関節鏡視下手術 ⇒ P.153

手術以外の治療法

❶ 運動療法 ⇒ P.154
❷ マニュアルセラピー ⇒ P.154
❸ 温泉療法 ⇒ P.155
❹ 超音波療法 ⇒ P.155
❺ 歩行補助具・補装具 ⇒ P.156
❻ 薬物療法 ⇒ P.156
❼ サプリメント ⇒ P.157
❽ 関節内注入 ⇒ P.157

新しい治療法

❶ 再生医療 ⇒ P.158
❷ ロボット手術 ⇒ P.158

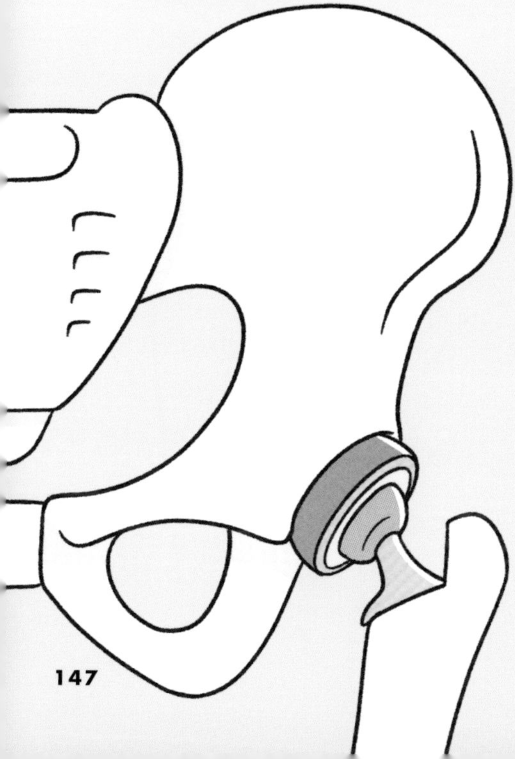

股関節の手術法
1

人工股関節置換術（THA）

変形した股関節を人工の股関節に置き換える

股関節の障害が進んで、保存療法の効果が十分に得られず、日常動作や社会生活が困難になったとき、人工股関節に置き換える「人工股関節置換術（THA）」が有効です。人工股関節は、主に４つのパーツで構成されますが、大腿骨頭と寛骨臼の代用としてボールとソケットを埋め込む（インプラント）のが基本です。

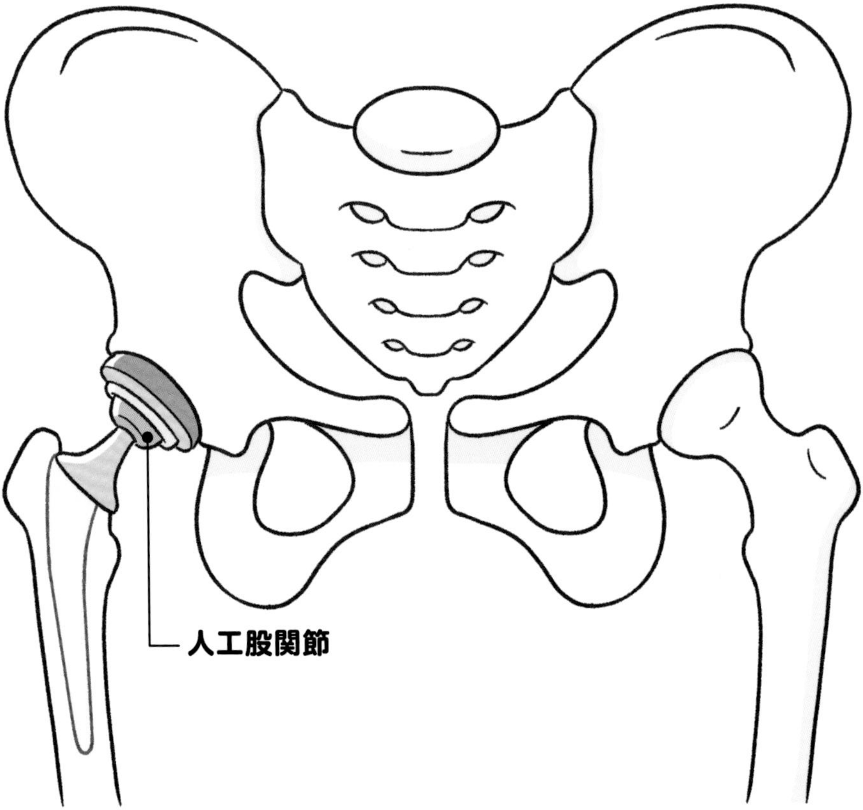

人工股関節のパーツは主に4つ

ライナー（インサート）

ソケットとボールの間に挿入されるパーツ。材質は主に、医療用に改良された超高分子量ポリエチレンというプラスチックの一種が用いられる。弾性のあるプラスチックが、軟骨の役割を果たしている。

ソケット（カップ）

寛骨臼の代わりに寛骨側にインプラントされるソケット部。材質は金属製（チタン合金など）が用いられることが多い。

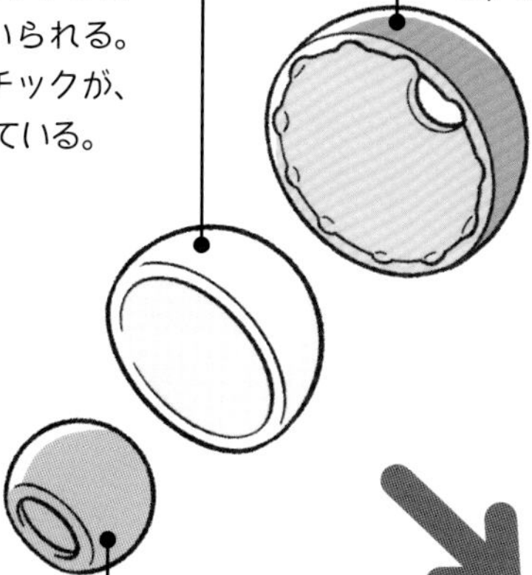

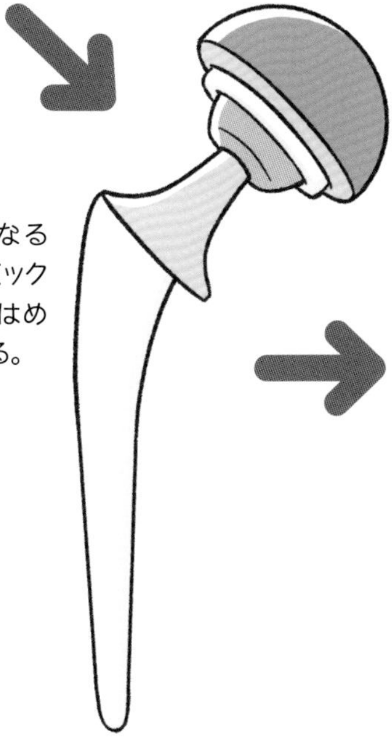

ボール

大腿骨頭の代わりになるパーツで、材質はセラミック製が多い。ライナーにはめ込んで関節面を形成する。

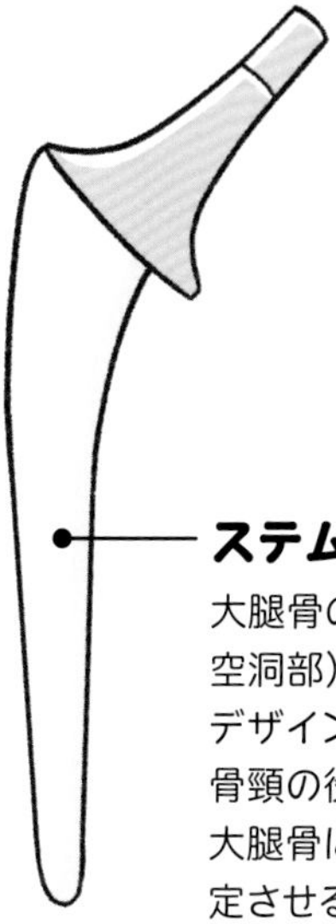

ステム

大腿骨の髄腔《すいくう》（骨髄が入った空洞部）内に埋め込むためにデザインされたパーツ。大腿骨頭の役割を果たし、下部は大腿骨に埋め込んで関節を安定させる土台に。材質は主に金属製（チタン合金など）が多く、さまざまな形状のものがある。

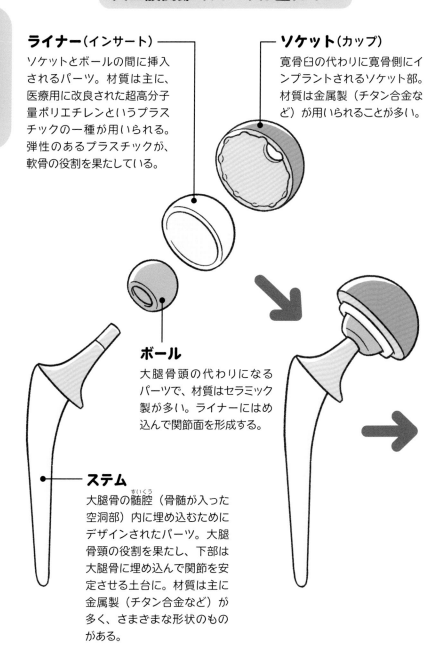

人工股関節を大腿骨に埋め込む（インプラント）

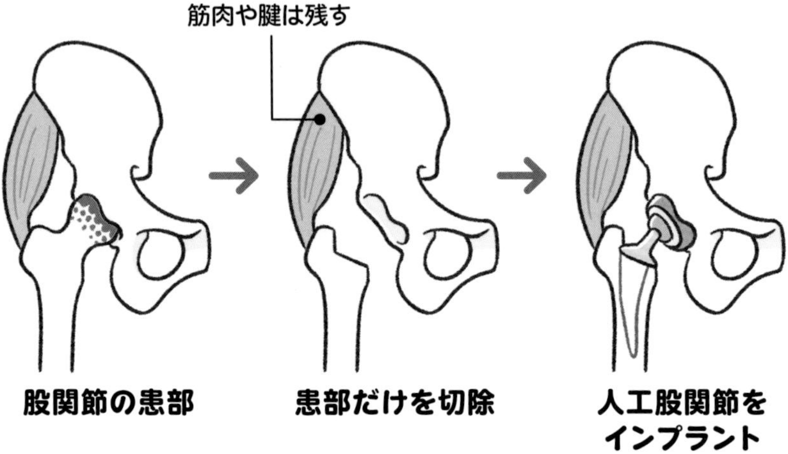
筋肉や腱は残す
股関節の患部
患部だけを切除
人工股関節を
インプラント

どちらも長期にわたって有効！ 2つの固定法

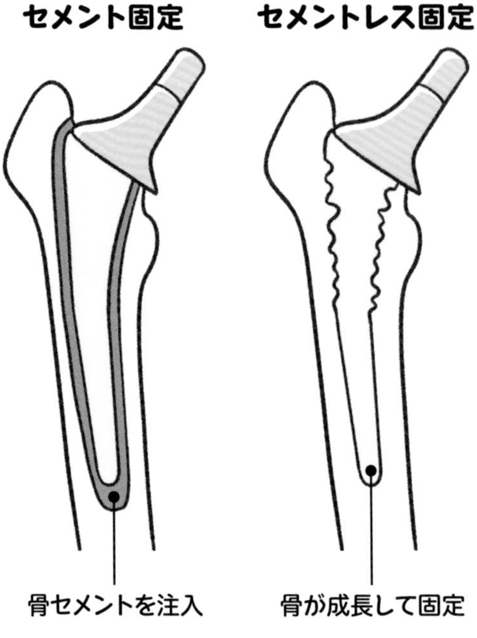
セメント固定
セメントレス固定
骨セメントを注入
骨が成長して固定

ステムを大腿骨内で固定する方法は2通り。セメント固定は、髄腔内に骨セメントを注入して固定する方法で、セメントレス固定は、骨の成長によって固定する方法。どちらも長期の安定性がありますが、骨の状態によって選択します。

人工股関節のQ&A

Q1

耐用年数は？

人工股関節の寿命は、15～20年とされていますが、耐用年数は延びており、40～50代で初回の置換術を受ける患者も増えています。

Q2

脱臼のリスクは？

初回のTHA手術後の脱臼の頻度は、1～5%という報告がありますが、2回目以降の再置換術後の場合は、5～15%に増加します。

Q3

感染のリスクは？

初回のTHA手術後の感染症の発生率は、0.1～1%程度と報告されており、再置換術後の場合は、発生率がやや高くなります。

Q4

リハビリはどれくらい？

医療機関によりますが、入院は2～4週間。リハビリに関しては個人差があるので期間はそれぞれ。1～4週間でリハビリ時の痛みがなくなることが多いです。

Q5

術後の運動機能は？

術後の運動機能は、おおむね術前よりも高くなります。筋力差などはありますが、コンタクトスポーツや、長時間のジョギングなどを避ける以外は、特に制限はありません。水中歩行や水泳といった重力負荷の低い運動がおすすめです。

股関節の治療法

骨切り術

足りない屋根(寛骨臼)をつくる

寛骨臼の被りが浅い寛骨臼形成不全のときに、他の骨を切り取って、不足した寛骨臼（屋根）を補うために移植したり、ずらしたりする手術。人工関節ではなく、患者自身の骨を利用するため、関節温存術ともいいます。骨を切り取る場所や、補う方法によって、5つの骨切り術に分けられています。

5つの骨切り術

被りが浅く、寛骨臼の屋根が不足

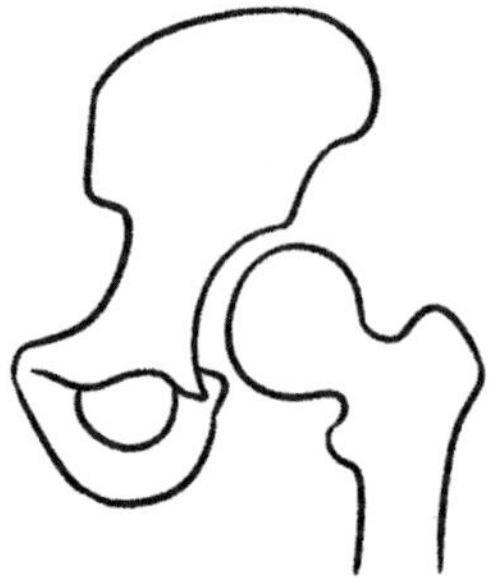

治療

1 棚形成術

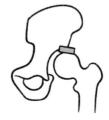

骨盤から板状の骨を採取し、それを寛骨臼の不足部に移植する手術。

2 寛骨臼回転骨切り(移動)術

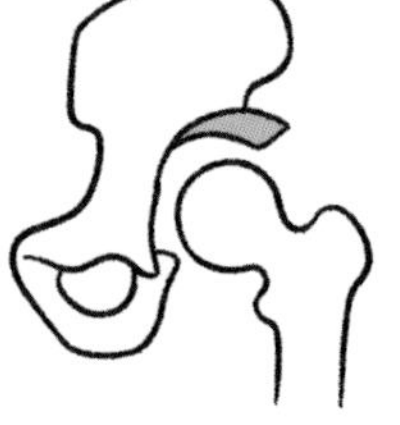

寛骨臼の一部を球状に切り取って、不足した部分までまわしてくる手術。

3 キアリ骨盤骨切り術

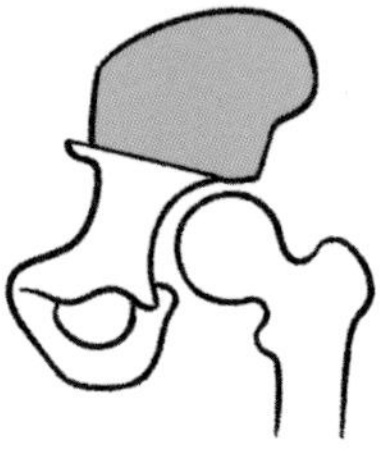

寛骨臼の部分から骨盤を水平に切り、横にスライドさせて不足部を補う手術。

4 大腿骨内反骨切り術

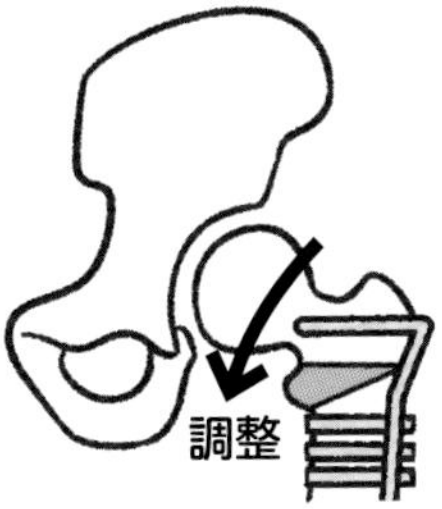

大腿骨頸の下部を切り取り、内側に傾けて金属で固定する手術。

5 大腿骨外反骨切り術

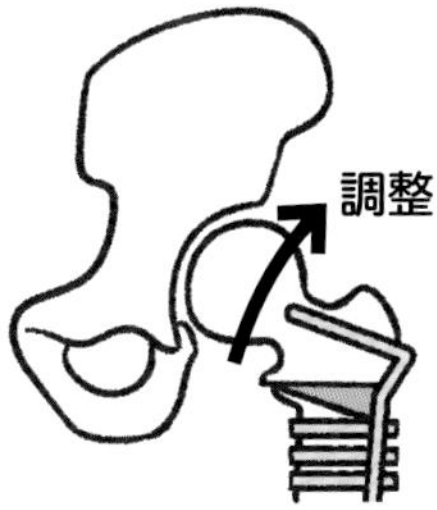

大腿骨頸の下部を切り取り、外側に反らせて金属で固定する手術。

股関節の手術法 3

股関節の治療法

股関節鏡視下手術

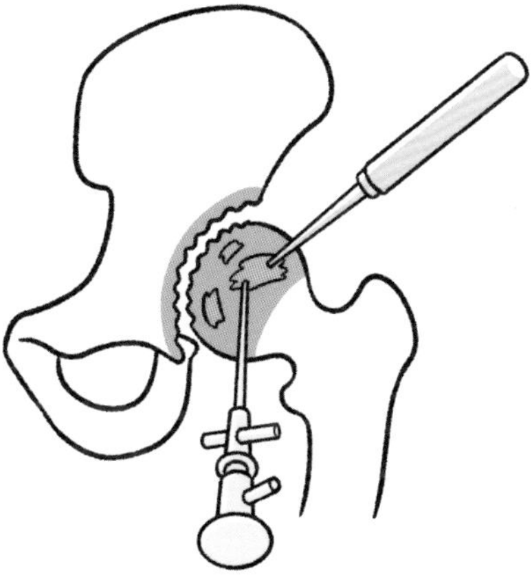

股関節鏡を使った負担の少ない手術

股関節鏡視下手術は、股関節周辺の２～３ヵ所に５mm程度の穴を開け、そこから内視鏡（股関節鏡）や器具を挿入して行う手術。健康な組織を傷つけることが少なく、カラダへの負担が軽いという利点があります。まだ歴史の浅い手術ですが、関節唇の修復や、衝突する軟骨を削るなどの目的で効果を発揮します。

手術以外の治療法
1

股関節の治療法

運動療法

運動によるアプローチは機能の改善には有効

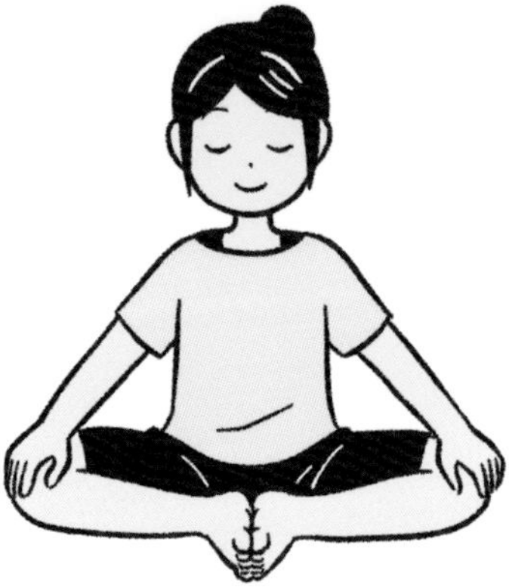

股関節症に対する治療の一環として、運動を取り入れるケースもあります。推奨されている運動は、主にウォーキングなどの有酸素運動、筋力トレーニング（中臀筋や大腿四頭筋など）、水中ウォーキングや水泳といった水中運動です。陸上の運動は機能改善、水中運動は機能改善に加えて痛みの緩和に有効。しかし、長期的な病気進行予防に関しては、その効果は不明とされています。

手術以外の治療法
2

股関節の治療法

マニュアルセラピー

ストレッチなど徒手によるほぐし運動

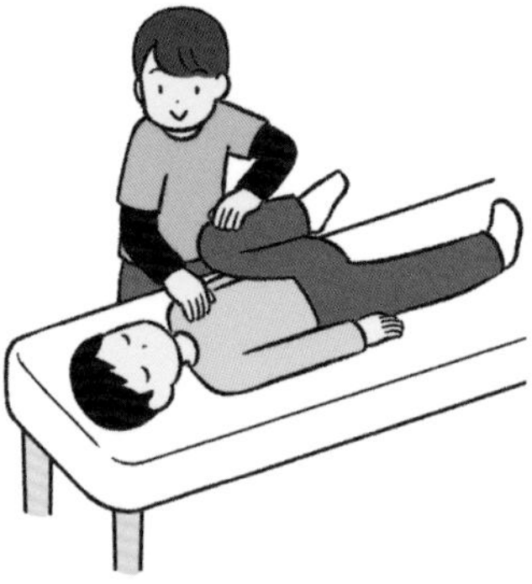

マニュアルセラピーは、関節包や股関節まわりの筋肉をほぐして、可動性を改善する手技。その内容は、医師や理学療法士が施すマッサージや動的ストレッチ（マニピュレーション＝徒手授動術）、自分で行うストレッチが中心となります。痛みの緩和と関節の機能改善に効果があり、医師による知識教育、運動療法などと併用するとさらに有効。しかし、長期の病気進行予防への効果は不明です。

手術以外の治療法 3

股関節の治療法

温泉療法

短期的な痛みの緩和には効果あり

＼温泉は癒やされるけれど／

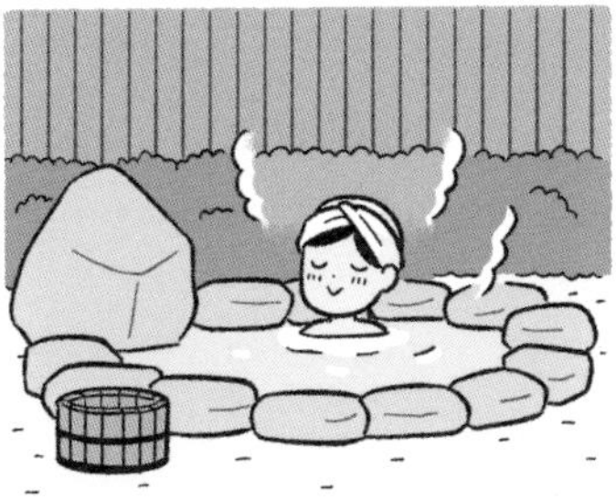

海外では、温泉を利用した治療法の研究もいくつか報告されています。おおむね、痛みの緩和や身体機能の改善、生活の質（QOL）の向上などの効果があったとされています。しかし、長期の経過観察などは行われておらず、また、研究方法にばらつきがあるため、短期的な効果は認められるようですが、長期的な病気の進行予防に関しては、その効果の有無はわかっていません。

手術以外の治療法 4

股関節の治療法

超音波療法

機能の改善や短期的な痛みを軽減

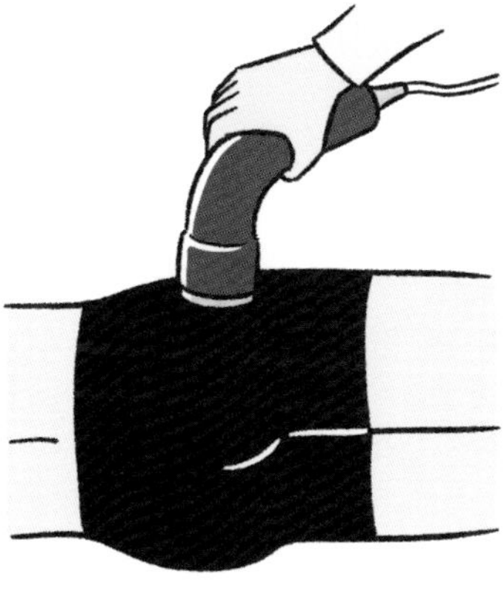

人の耳に聞こえない周波数の超音波を患部に照射し、機械的振動や温熱作用によって、痛みの軽減や、機能の改善を目的とする治療法です。超音波療法は一般的に広く利用されており、股関節症においては、運動療法と併用することによって、短期から中期の痛みの緩和、機能の改善、生活の質（QOL）の向上に効果があるとされています。ただし、長期的な病気の進行予防に関する効果は不明。

手術以外の治療法 5

股関節の治療法

歩行補助具・補装具

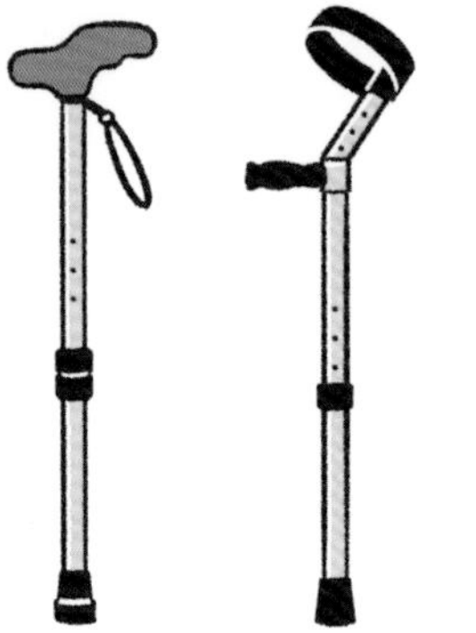

T字杖　ロフストランドクラッチ

杖などの補助具の使用は歩行時の痛みをやわらげる

股関節症が発症した場合、股関節にかかる負荷を減らすことも治療法のひとつです。どうしても歩行時に痛みが出るという場合に、杖などの歩行補助具を使用し、股関節への負担を減らして痛みを緩和します。また、すぐに手術ができない場合に、関節を固定する補装具を利用し、痛みの緩和と機能改善に役立てることもあります。いずれも長期の病気進行予防に関しては、効果が不明です。

手術以外の治療法 6

股関節の治療法

薬物療法

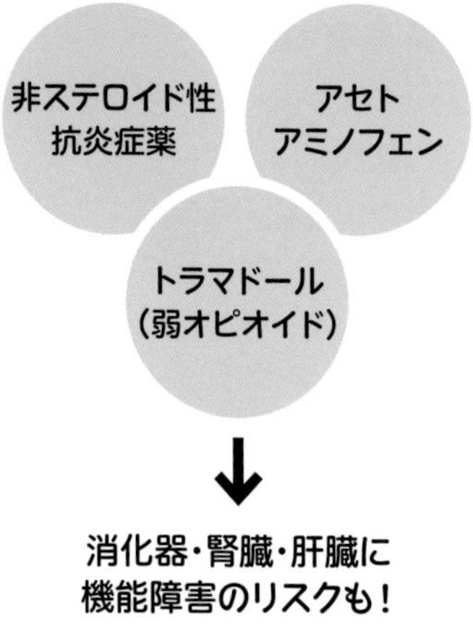

痛みの軽減に役立つが、長期の内服は慎重に

股関節症の痛みを抑えるために、主に推奨される薬は、非ステロイド性抗炎症薬（NSAIDs）やアセトアミノフェン、トラマドール（弱オピオイド）です。これらの薬は、痛みの緩和と、それに伴う日常動作の改善の効果が期待できます。しかし、その一方で長期の服用に関しては注意が必要。消化器、腎臓、肝臓などの機能障害や、頭痛やめまいといった神経系の機能障害のリスクもあります。

手術以外の治療法 7

股関節の治療法

サプリメント

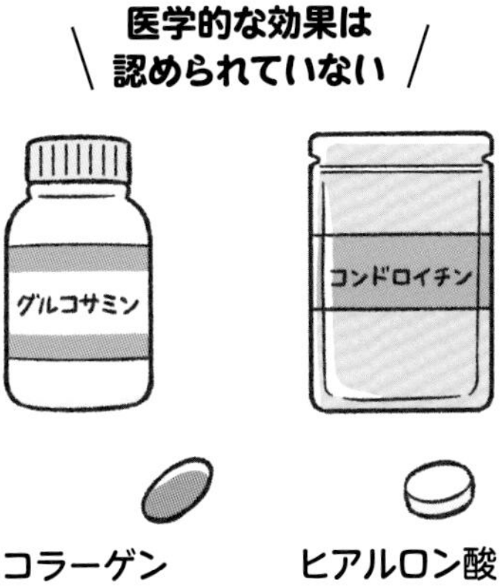

機能性食品の効果には冷静な対応を！

コンドロイチン、グルコサミン、コラーゲン、ヒアルロン酸などは、股関節症に効果があるとされるサプリメント（健康食品＝機能性食品）です。しかし、実際の股関節症に対する治療効果については、一部に、痛みの軽減に効果があったとする報告もありますが、近年の研究報告では否定的な意見がほとんど。長期的な病気の進行予防の効果なども、実際のところはわかっていません。

手術以外の治療法 8

股関節の治療法

関節内注入

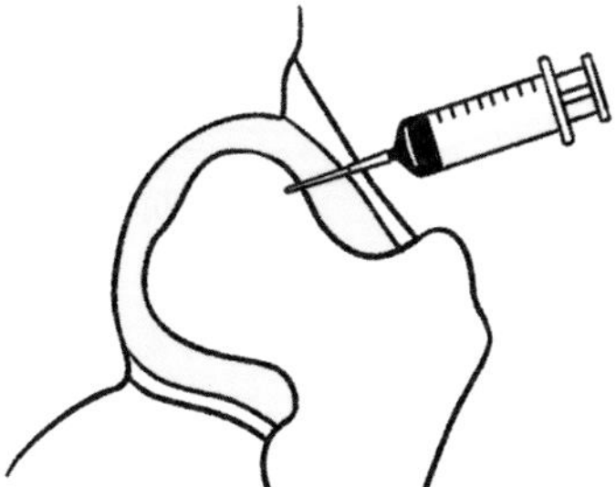

ステロイド薬・ヒアルロン酸の関節内注入

痛みの緩和には有効とされるが、その効果は不明

ステロイド薬やヒアルロン酸を関節内に直接注入する治療法です。短期的には股関節の鎮痛効果や、機能改善の効果があるとされています。しかしながら、長期的な有効性については明らかになっていません。人工股関節置換術の術後感染のリスクが高まるという報告もあり、ステロイド薬の関節内注入は慎重に。ヒアルロン酸の安全性は確認されていますが、一部を除いて保険適用がありません。

新しい治療法 1

股関節の治療法

再生医療

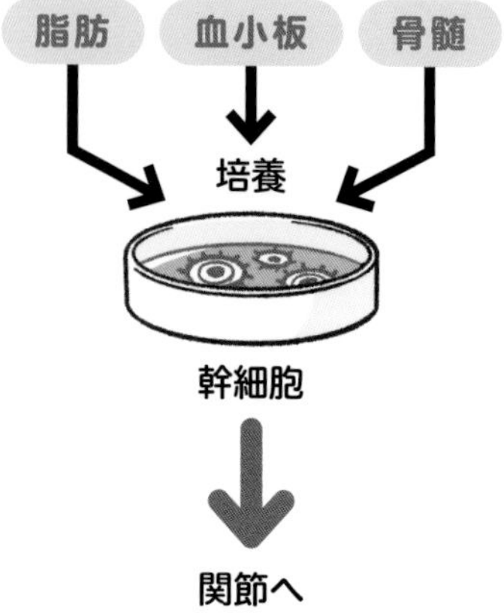

現在は保険適用がなく、治る保証もない

軟骨組織は、血管が通っていないため、一度失われると再生できません。しかし、一部に幹細胞を使って軟骨を再生させようとする取り組みが進められています。幹細胞とは、受精卵のようにさまざまな形に姿を変えられる細胞のこと。脂肪や血小板、骨髄の細胞から幹細胞を培養し、それを股関節内に注入し、軟骨の再生を促します。しかし、保険適用がなく、治る保証もないというのが現状です。

新しい治療法 2

股関節の治療法

ロボット手術

ロボットの支援技術で人工股関節の正確な手術を！

人工股関節置換術の新しい方法として、ロボット手術はすでに世界で20万例を超える実績があります。術前に患者の骨格情報を入力し、人工関節のサイズや位置、角度など事前に計画を立て、コンピュータの支援を受けながら、安全に手術を行えます。医師はロボティックアームを操作。位置がずれると自動的にロックがかかり、ミスを防ぎます。保険適用の対象ですが、医療施設が限定されます。

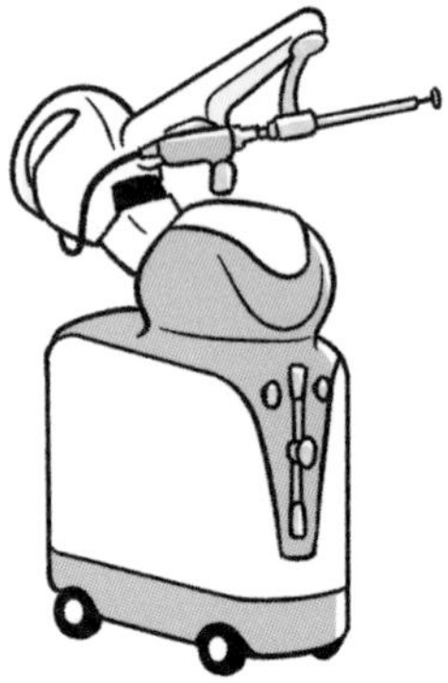

人工股関節置換手術支援ロボット

東大教授《とうだいきょうじゅ》が本気《ほんき》で教《おし》える
「股関節《こかんせつ》の痛《いた》み」解消法《かいしょうほう》

2023年 3 月25日　初版発行

監　修　田《た》中《なか》　栄《さかえ》
　　　　緒《お》方《がた》　徹《とおる》
　　　　田《た》中《なか》健《たけ》之《ゆき》

発行者　安部順一

発行所　中央公論新社
〒100-8152　東京都千代田区大手町 1-7-1
電話　販売 03-5299-1730　編集 03-5299-1740
URL https://www.chuko.co.jp/

印　刷　大日本印刷
製　本　小泉製本

Published by CHUOKORON-SHINSHA, INC.
Printed in Japan　ISBN978-4-12-005646-8 C0047